JN060709

腰の激痛

日本人の国民病

椎間板ヘルニア・ギックリ腰
すべり症・分離症・圧迫骨折

腰と脊椎の名医が教える

最高の治し方大全

文響社

はじめに

腰痛は、現在、国民が訴える不調の第1位を占めています。

つまり、腰痛は、個々人が抱える深刻な悩みであると同時に、家庭や職場、地域や国が最優先で解決すべき「国民的課題」ともいえます。

ところが、医学が長足の進歩を遂げ、医療技術が目覚ましく発展した現在にあっても、腰痛の全容はいまだ解明されておらず、それどころか腰痛に悩む人を減らせずにいるのが実情となっています。しかも、腰痛は単に「腰の痛み」ということに留まらず、健康に深く関与していることがわかってきました。

腰痛が発症するしくみは私たちが想像している以上に複雑で、病態についても十分な解明がなされておらず、今、標準的に行われている治療についても科学的検証が不十分であることは否めません。とりわけ「慢性腰痛」の治療はことのほか難しく、「腕利きの脊椎（せきつい）外科医が手術をすれば万事解決」というわけにいかないことは、みなさんもすでによくご存じでしょう。

では、私たちは、腰痛にどう立ち向かっていけばいいのでしょうか。

私はこれまで約50年にわたり、国内外で腰痛研究の最前線に身を置き、その実態の解明にプロとしてのすべてをかけて取り組んできました。そして気づいたのは、人類が腰痛を克服するためには、エビデンス（科学的根拠）に裏打ちされた治療法の確立がもちろん最重要ですが、それとともに人類が長い時間をかけて培ってきた経験則や、専門医が日々の診療で培ってきた知見やノウハウが、実際の臨床の現場では非常に役立つということでした。

本書は、腰痛診療の第一線で活躍してきた脊椎外科の専門医陣が、患者さんにしかわからない疑問や質問、そして不安について、患者さんの立場に立って親身に、本音で、わかりやすく、その最新の知見に基づく解決策を示してくれます。

本書が、ご自身にとっての「腰痛の最高の治し方」を見つける一助となり、独りで腰痛に悩む人が一人でも減り、家庭や職場、そして地域や国が明るい展望を持てるようになることを願ってやみません。

菊地臣一

解説者紹介① ※掲載順

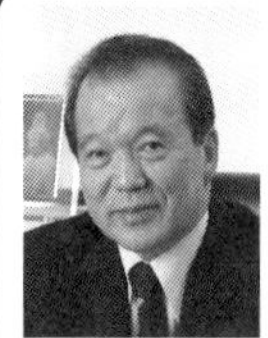

福島県健康医療対策監　一般財団法人脳神経疾患研究所常任顧問

菊地臣一(きくち しんいち)先生

福島県立医科大学整形外科教授に就任後、世界で最も権威ある脊椎専門の医学誌『Spine（スパイン）』副編集長、国際腰椎学会（ISSLS）会長、日本腰痛学会理事、日本脊椎脊髄病学会理事長などの要職を歴任。公立大学法人福島県立医科大学理事長兼学長を、3期9年にわたり務めた。

専門は脊椎・脊髄外科で、腰痛の研究をライフワークとしている。腰痛に関する長年の研究成果をまとめた著書『腰痛』（医学書院）は、整形外科医のバイブルとなっている。

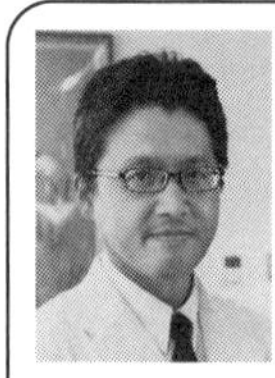

徳島大学医学部整形外科教授

西良浩一(さいりょうこういち)先生

米国留学後、帝京大学溝口病院准教授を務め、2013年に徳島大学運動機能外科学（整形外科）教授に就任。

日本脊椎脊髄病学会理事、日本腰痛学会理事、日本整形外科スポーツ医学会副理事長、日本低侵襲脊椎外科学会代表幹事を務める。国際脊椎内視鏡外科学会（ISESS）メンバー、国際低侵襲脊椎外科学会(ISMISS)アジア代表幹事。局所麻酔下で行う最小侵襲の脊椎内視鏡手術の新術式を次々に開発。プロ野球選手、五輪選手など数多くのトップアスリートの腰痛治療を手がける。

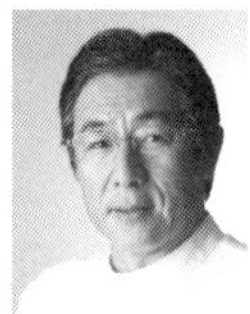

日本赤十字社医療センター脊椎整形外科顧問

久野木順一(くのぎじゅんいち)先生

東京大学医学部附属病院、三井記念病院などを経て、日本赤十字社医療センターリハビリテーション科部長、脊椎整形外科部長、脊椎センター長、医療技術部長、副院長を務めたのち現職。

日本脊椎脊髄病学会評議員、日本腰痛学会評議員、日本スポーツ協会公認スポーツドクター、国際腰椎学会（ISSLS）メンバーを務める。

専門は脊椎外科（腰椎変性疾患、腰痛症、妊婦の腰痛、透析性脊椎症、頸椎症性脊髄症など）。

解説者紹介②　※掲載順

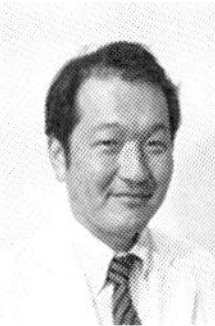

慶應義塾大学
医学部整形外科
准教授

渡辺航太（わたなべこうた）先生

慶應義塾大学医学部を卒業後、同大学医学部整形外科に入局。総合太田病院（現太田記念病院）を経て、米国ワシントン大学整形外科への留学後、同大学講師を経て現職。

日本整形外科学会認定医、日本整形外科学会脊椎脊髄病医、日本脊椎インストゥルメンテーション学会評議員、日本側弯症学会評議員、日本脊椎脊髄病学会評議員を務める。脊柱管狭窄症の新しい手術法である棘突起縦割式椎弓切除術の開発者として知られる。専門は、脊椎、脊柱変形、腰椎内視鏡下手術、側弯症。

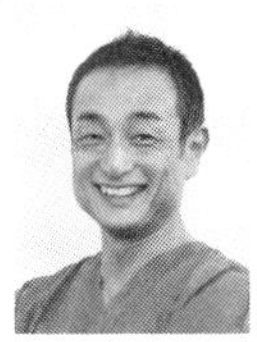

アレックス
脊椎クリニック
院長

吉原 潔（よしはら きよし）先生

帝京大学溝口病院整形外科講師、三軒茶屋第一病院整形外科部長を経て、現職。

日本整形外科学会専門医、日本整形外科学会脊椎脊髄病医、内視鏡下手術・技術認定医[FESS（旧PED）・MED]、日本脊椎脊髄病学会指導医、日本内視鏡外科学会技術認定医、スポーツドクター、全米エクササイズ&スポーツトレーナー協会（NESTA）公認パーソナルフィットネストレーナー。

脊椎内視鏡手術のスペシャリスト。国際学会で内視鏡手術の技術講演を行い、手術件数は4,000例を超える。

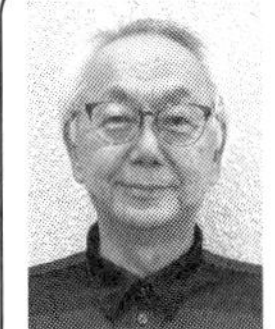

帝京科学大学
医学教育センター
特任教授

渡會 公治（わたらい こうじ）先生

東京大学医学部卒業後、同大学医学部整形外科に入局。帝京大学医学部整形外科講師、東京大学教養学部保健体育科助教授、東京大学大学院生命環境科学系身体運動科学准教授、帝京平成大学大学院教授、帝京科学大学総合教育センター特任教授を経て現職。

日本整形外科学会整形外科専門医。日本整形外科学会が提唱する健康長寿のための運動「ロコモーショントレーニング」の策定にも携わる、スポーツ医学・身体運動科学研究の第一人者。腰痛の運動療法に、特にくわしい。

目次

第5章 治療についての疑問9 ……87

第6章 保存療法についての疑問9 ……101

第9章 日常動作についての疑問13

第10章 セルフケアについての疑問12 …… 177

第11章 食事についての疑問4 …… 191

第12章 手術についての疑問19 …… 197

第1章

腰痛についての疑問6

Q1 どのくらいの人がヘルニアやギックリ腰などの腰痛に悩んでいますか？

厚生労働省が２０１６年に実施した国民生活基礎調査によると、有訴者率（病気やけがなどで自覚症状のある人の割合）において、腰痛は、男性で第1位、女性では肩こりに次いで第2位となり、男女合わせた体の悩みのトップの座を占めています。

「ひざ痛・腰痛・骨折に関する高齢者介護予防のための地域代表性を有する大規模住民コホート追跡研究」（平成24年度総括研究報告書、厚生労働科学研究費補助事業）によると、1日以上続く腰痛を持つ、または医師の診察で腰痛と診断された「腰痛の有病率」は約38％（男性は34％、女性は39％）という結果になりました。この有病率を平成22年度国勢調査による性別・年齢別人口比率を用いて計算すると、40歳以上の人口のうち、**腰痛に悩む人は約２７７０万人**となります。つまり、国民の**５人に１人**が腰痛を抱えていることになるのです。また、厚生労働省の調査でも、腰痛は全職業性疾病の約6割を占め、長年にわたり第1位となっています。まさに腰痛は多くの人が悩む国民病といえるでしょう。

（菊地臣一）

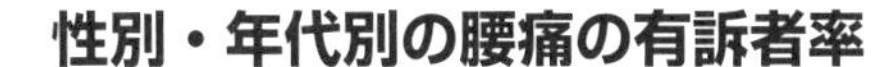

性別・年代別の腰痛の有訴者率

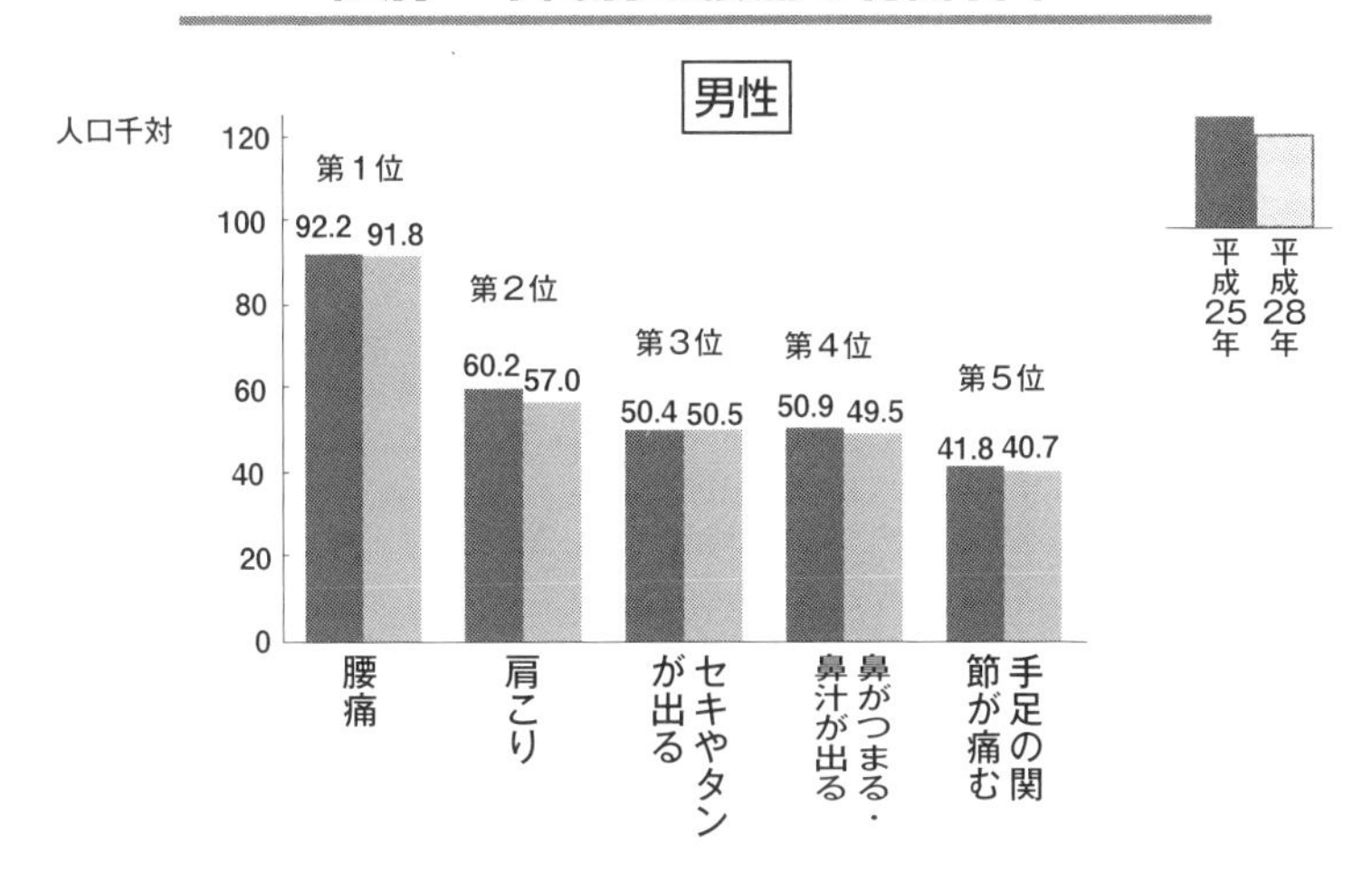

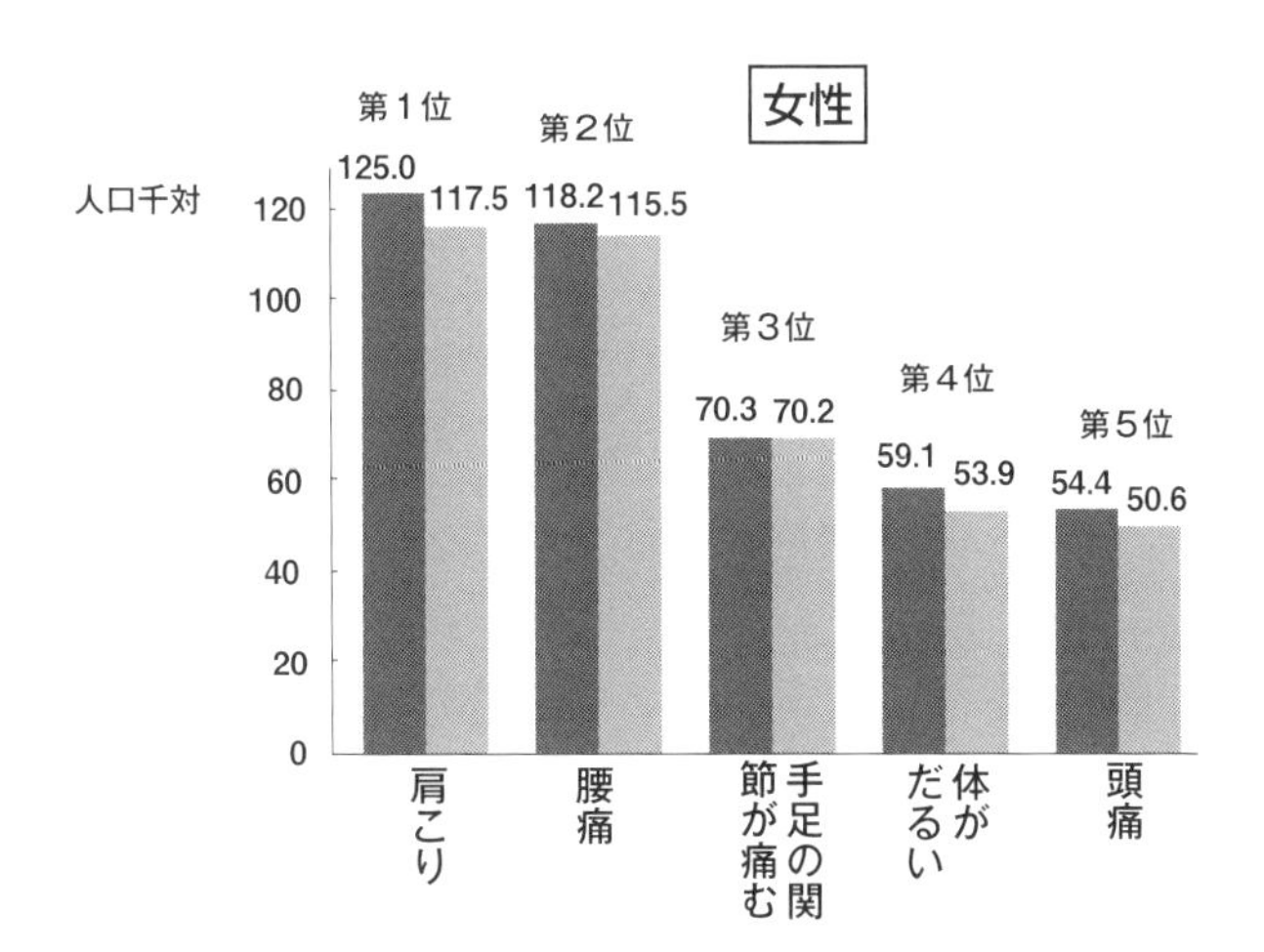

出典：平成28年国民生活基礎調査の概況
１）有訴者には入院者は含まないが、分母となる世帯人員には入院者を含む。
２）平成28年の数値は、熊本県を除いたものである。

Q2 脊柱管狭窄など腰痛に悩む人が増えているのはなぜですか？

腰痛は極めてありふれた症状なのに、なぜ今なお悩む人が多いのか、みなさんは不思議に思うでしょう。腰痛の原因は、背骨（脊椎）やその周辺にあることが多いのですが、それ以外に内臓や血管の異常が原因で起こる場合もあれば、心理的要因が多い場合もあります。

腰痛が増えている一番の原因は、やはり**高齢化**が進んだことでしょう。腰部脊柱管狭窄の急増が今問題視されていますが、長年にわたって腰を酷使してきたことも発症の大きな原因になっていると考えられます。また、現代人の生活習慣も腰痛増加の原因になっていると思われます。スマホ操作やデスクワークでの**長時間の前かがみ姿勢**、姿勢への意識の不徹底による**ネコ背の蔓延**、運送業や医療・介護に従事する人の腰に過度の負担がかかる**重労働**、全世代が陥る**運動不足**など、現代には腰痛を招く原因があちこちに潜んでいます。

さらに、現代が**ストレス**社会であることも、腰痛を慢性化・難治化させている原因と見られています。腰痛は、とてもありふれた症状でありながら、原因が多様で対処が難しい国民的緊急課題ということができるでしょう。

（菊地臣一）

腰痛の原因別分類

●脊椎とその周辺運動器由来

脊椎腫瘍（原発性・転移性腫瘍など）
脊椎感染症（化膿性脊椎炎、脊椎カリエスなど）
脊椎外傷（椎体骨折など）
腰椎椎間板ヘルニア
腰部脊柱管狭窄症
腰椎分離すべり症
腰椎変性すべり症
代謝性疾患（骨粗鬆症、骨軟化症など）
脊柱変形（側弯症、後弯症、後側弯症）
非化膿性炎症性疾患
（強直性脊椎炎、乾癬性腰痛など）
脊柱靱帯骨化
筋・筋膜性
脊柱構成体の退行性病変
（椎間板性、椎間関節性など）
仙腸関節性
股関節性

●神経由来

脊髄腫瘍、馬尾腫瘍など

●内臓由来

腎尿路系疾患（腎結石、尿路結石、
腎盂腎炎など）
婦人科系疾患（子宮内膜症など）
妊娠

●血管由来

腹部大動脈瘤
解離性大動脈瘤　など

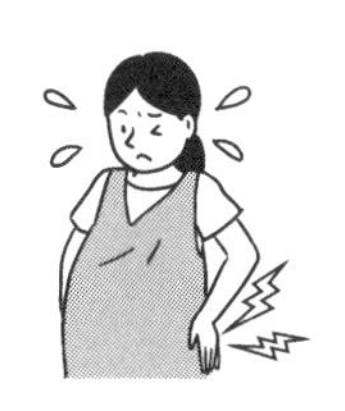

●その他

※日本整形外科学会 / 日本腰痛学会
「腰痛診療ガイドライン 2019」より抜粋

Q3 そもそも腰痛とは、どこからどこまでの痛みを指しますか?

「腰痛」とは病名ではなく、症状の名称です。腰痛は定義があいまいに思われがちですが、部位や有症期間は次のように定義されています。

まず、腰痛の部位の定義としては、体幹の後面、**肋骨の最下端（肋骨の一番下の第12肋骨）と殿溝下溝（お尻の下のシワの部分）の間の高さに起こる痛み**とされています。**痛みが少なくとも1日以上継続し、片側だけに起こる場合もあれば、両側や下肢にまで及ぶ場合もあります。**

腰痛がとりわけ起こりやすい部位としては、第4～第5腰椎と仙骨の接合部、仙腸関節、腰方形筋、脊柱起立筋、殿筋、梨状筋などがあげられます。**第4～第5腰椎は腰椎椎間板ヘルニアや腰部脊柱管狭窄が起こりやすい部位といわれています。**

腰痛は、発症からの有症期間によっても分類されています。発症から4週間未満のものを**「急性腰痛」**といい、痛みが3ヵ月以上継続するものを**「慢性腰痛」**といいます。その間の発症から4週間以上、3ヵ月未満のものは**「亜急性腰痛」**となり、大き

く3つに分かれています。（菊地臣一）

腰痛の範囲と起こりやすい部位

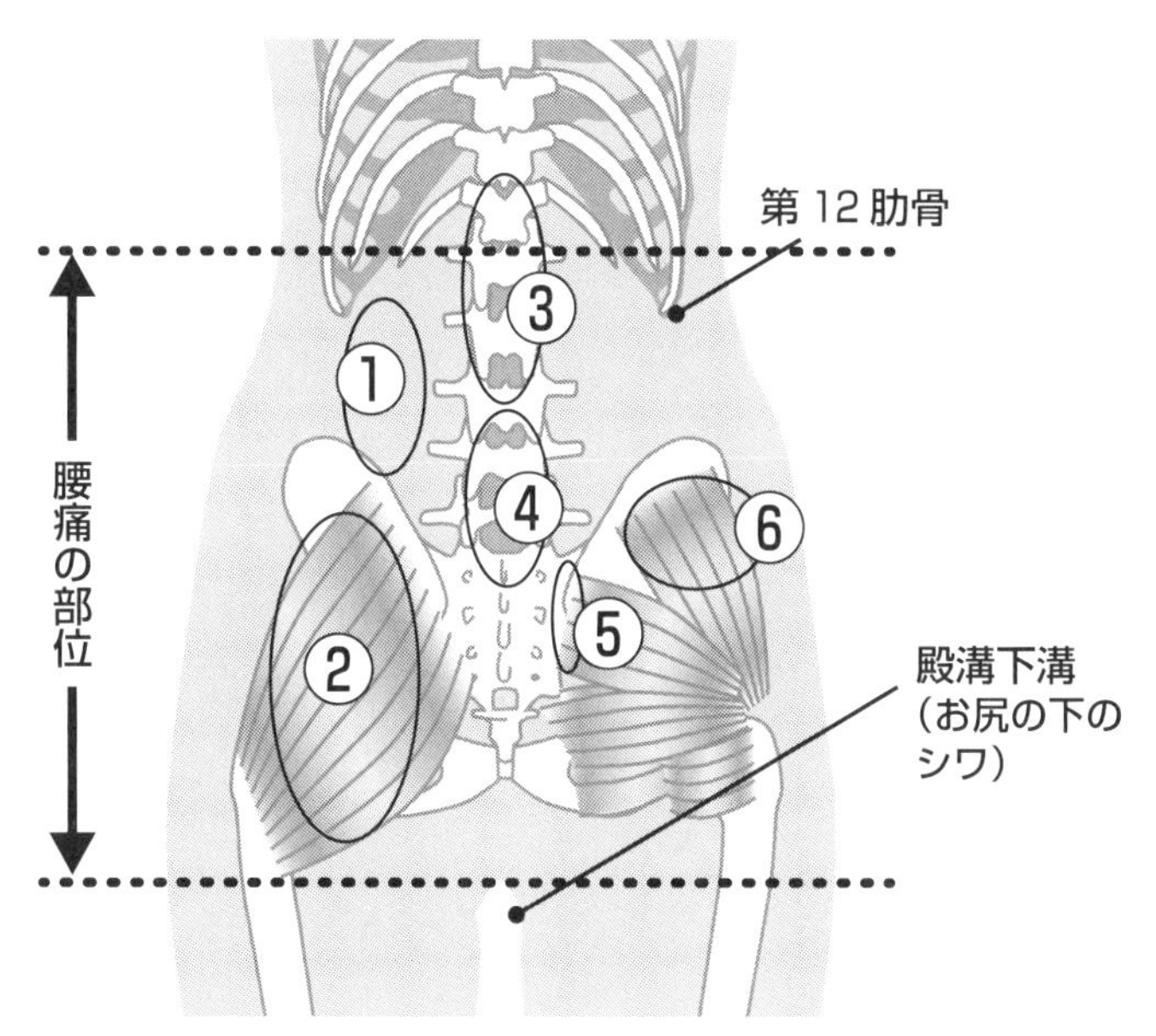

●腰痛の起こりやすい主な部位

①腰方形筋、脊柱起立筋
②殿筋
③第１１胸椎から第２腰椎の間
④第４・第５腰椎と仙骨の接合部
⑤仙腸関節
⑥梨状筋など
※このうち、④の第４・第５腰椎と仙骨の接合部で最も腰痛が起こりやすい

Q4 腰痛の85%は原因不明というのは本当ですか？

この数値には、昔の米国の家庭医の論文が引用されています。実際は、腰痛の85%が**非特異的腰痛**であり、非特異的腰痛のほとんどは画像診断しても原因がわかりにくい、といわれていました。非特異的腰痛とは、昔よくいわれていた「いわゆる腰痛症」であり、「レッドフラッグ」（危険信号。24ページ参照）や下肢（かし）症状（しびれ・痛み・筋力低下など）がない腰痛の総称です。当時はまだMRI（磁気共鳴断層撮影）の画質も悪い時代です。確かに、単純レントゲンだけでは非特異的腰痛の原因究明は困難なので、その時代は腰痛の85%が謎（なぞ）であったのでしょう。

時は流れ、MRIをはじめ画像診断は格段に進化しました。痛みの部位を見つけるSTIR－MRI（Q47参照）も加わり、非特異的腰痛の発痛部位が画像上で診断できる時代となっています。したがって、慢性腰痛の原因が明らかとなり、**原因不明の腰痛は年々減ってきています**。個人的には10～20%程度と思います。

つまり、腰痛の85%が非特異的腰痛です。その非特異的腰痛の原因がわからなければ、85%が原因不明となります。そういう時代もありました。現在は、画像診断学の進化により、非特異的腰痛の原因が徐々に明らかとなっています。それに伴い、原因不明の腰痛は年々減少しています。（西良浩一）

特異的腰痛と非特異的腰痛

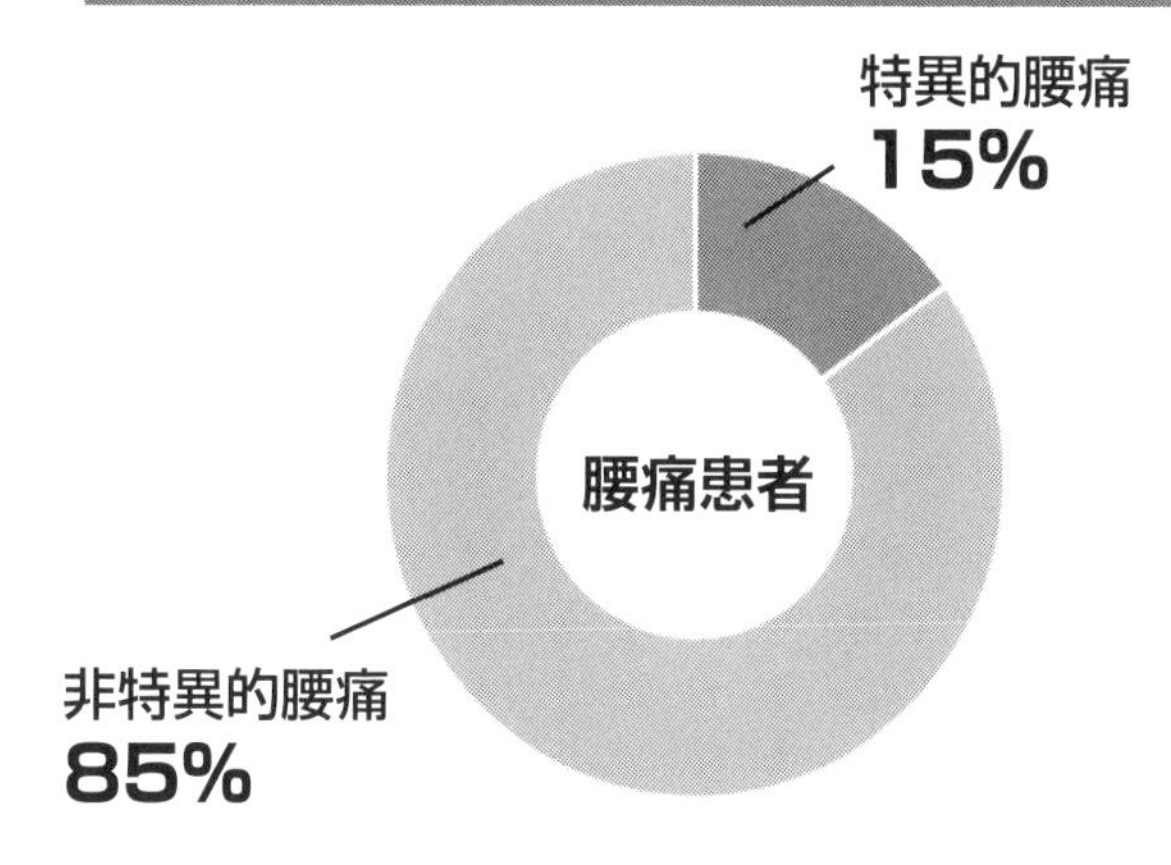

■特異的腰痛（原因が特定できる腰痛）
……………………………約 15%

内訳

- 腰椎椎間板ヘルニア…………………4 ～ 5%
- 腰部脊柱管狭窄症……………………4 ～ 5%
- 腰椎圧迫骨折……………………………… 4%
- 感染性脊椎炎やがんの脊椎転移
- 大動脈瘤、尿路結石などの内臓疾患
……………………………1%未満

■非特異的腰痛（原因が特定しきれない腰痛）
……………………………約 85%

Deyo,R.A.et al:What can the history and physical examination tell us about low back pain? JAMA 268:760-765,1992から引用改変

Q5 腰痛の診断は、どのように行われているのですか？

腰痛の診断は、基本的に、左ページの診断手順に従って行われます。私たち医師はまず、問診や身体所見により、「レッドフラッグ（危険信号）」がないかを確認します。レッドフラッグとは、左ページの下の表にあげたとおりで、大動脈瘤（りゅう）や尿路結石などの内臓疾患（しっかん）、脊椎（せきつい）炎などの感染症、がんの脊椎転移による危険な腰痛ではないことを最優先で確かめるのです。

そうした心配がないと判断されたら、次に、神経症状の有無に注目します。神経症状とは、主に坐骨（ざこつ）神経痛や足のしびれ、マヒなどの下肢（かし）症状を指します。神経症状がない場合は、非特異的腰痛（原因の特定を急がない腰痛）と診断され、4～6週間の保存療法（手術以外の治療法）が行われます。

一方、神経症状が認められる場合は、特異的腰痛（原因の特定を急ぐべき腰痛）と診断されることになり、画像検査などを駆使して、腰椎椎間板ヘルニア・腰部脊柱管（せきちゅうかん）狭窄（きょうさく）症・腰椎圧迫骨折などの疑いがないかを、さらにくわしく調べていくことになります。

（西良浩一）

腰痛の診断手順

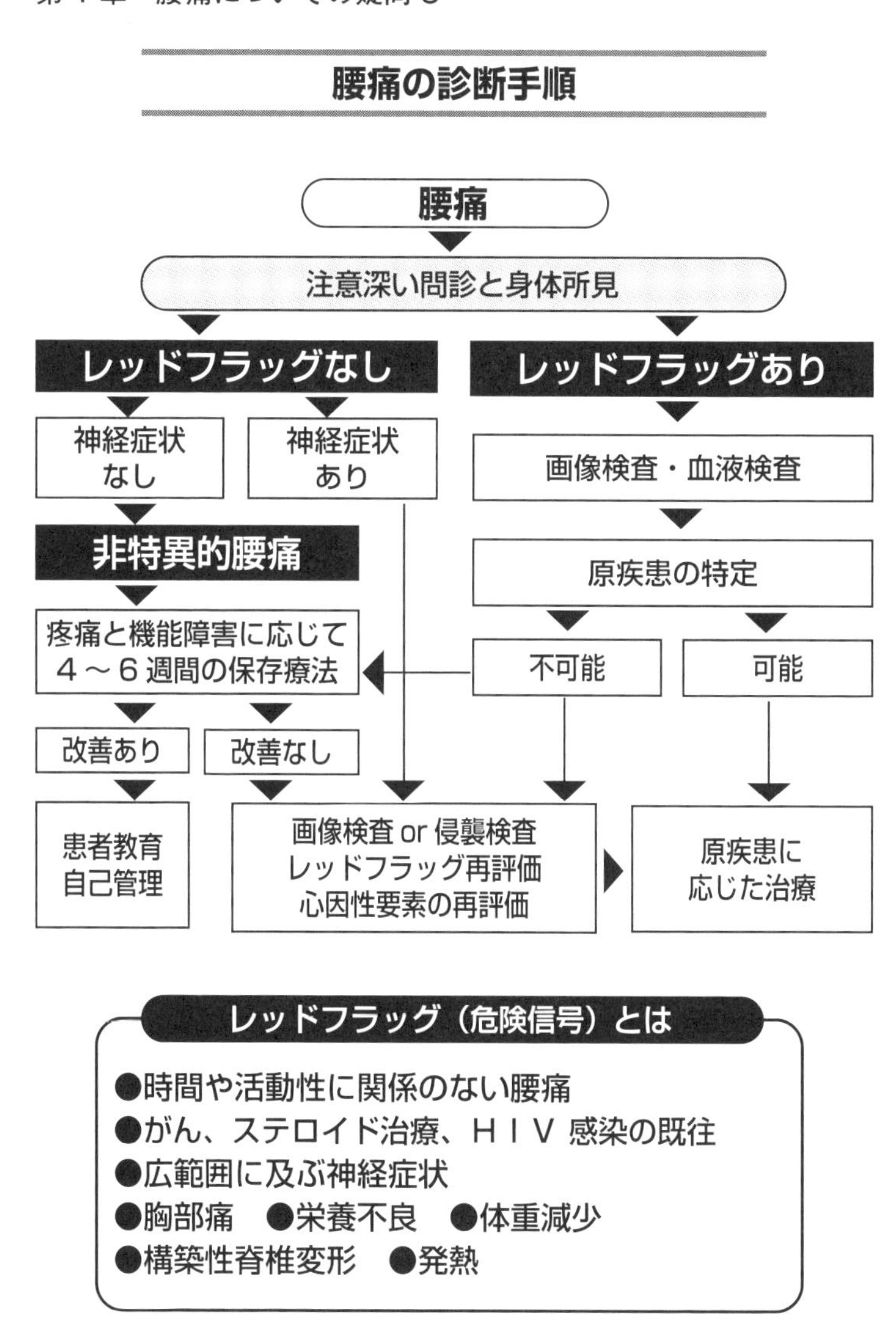

日本整形外科学会／日本腰痛学会「腰痛診療ガイドライン 2019」より抜粋

Q6 腰痛に慢性的に悩む人が多いのはなぜですか？

一つの理由としては、適格な画像診断が行われていないことがあげられます。謎の腰痛を抱えて私のもとを受診する多くの患者さんは、ＳＴＩＲ－ＭＲＩ（Ｑ47参照）を持参することはありません。ときには、単純レントゲンのみを持参する方もいます。非特異的腰痛の原因は、普通のレントゲンには写りません。医師に、レントゲンで異常がないといわれ、自分は謎の腰痛と思い込んでいる方もいます。腰痛の原因が謎のままでは、腰痛の克服が難しいのも当然といえるでしょう。

もう一つは、かかりつけの整形外科医の専門性です。すべての整形外科医が腰痛を専門としているわけではありません。ひざや肩を専門とする先生もいます。いわゆる脊椎外科を専門としていない場合、慢性腰痛（非特異的腰痛）の診断はときに困難となります。

慢性腰痛でお悩みの方は、**脊椎外科を専門とする整形外科医**にかかり、ＳＴＩＲ－ＭＲＩやブロック診断（神経ブロックで痛みの原因部位を調べる診断法）をしてもらってください。腰痛の確定診断に近づくと思います。

（西良浩一）

第2章

腰痛を招く
原因についての疑問25

Q7 腰痛には主にどのような原因がありますか？

時代は「平成」から「令和」へと変わり、腰痛の診断や治療の常識も大きく様変わりしています。特に慢性腰痛の克服のためには、徹底した原因究明が欠かせません。

しかし、多くの患者さんは原因究明が不十分なまま腰痛と向き合い、腰痛を慢性化させているように思えてなりません。そこで、私が日常の診療で行っている「慢性腰痛の原因究明法」について紹介するので、ぜひ参考にして原因究明に役立ててほしいと思います。

まず、みなさんに知ってほしいのは、慢性腰痛には左ページにあげたように主に「7大原因」があるということです。①腰椎椎間板ヘルニア、②腰椎圧迫骨折、⑤腰部脊柱管狭窄症はよく耳にする病名かと思いますが、③椎間板性腰痛、④腰椎終板炎、⑥腰椎分離症、⑦椎間関節炎は初めて聞くかもしれません。

まずは、各病名に隠れている部位の名称を左ページの「腰椎のしくみ」の図と照らし合わせて、それぞれどこの部位の問題なのかについて確認するといいでしょう。

（西良浩一）

腰痛の７大原因

■前屈すると痛い腰痛

原因①腰椎椎間板ヘルニア（特異的腰痛）
原因②腰椎圧迫骨折（特異的腰痛）
原因③椎間板性腰痛（非特異的腰痛）
原因④腰椎終板炎（モディック変化・非特異的腰痛）

■後屈すると痛い腰痛

原因⑤腰部脊柱管狭窄症（特異的腰痛）
原因⑥腰椎分離症（非特異的腰痛）
原因⑦椎間関節炎（非特異的腰痛）

腰椎のしくみ

■横から見た図

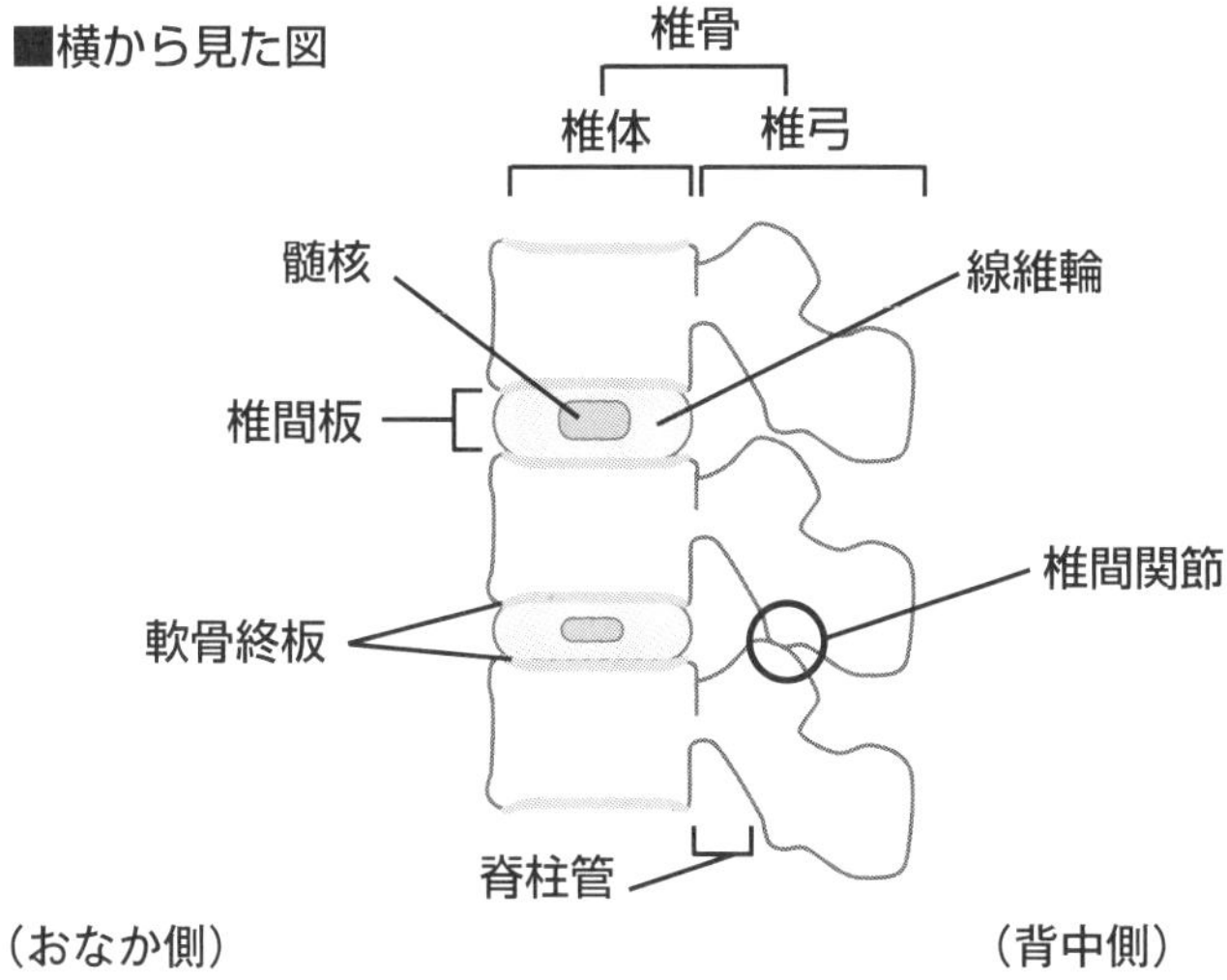

椎骨
椎体
椎弓
髄核
線維輪
椎間板
椎間関節
軟骨終板
脊柱管
（おなか側）
（背中側）

Q8 腰痛の原因はどのようにしてわかりますか?

Q7で腰痛には「7大原因」があることを述べましたが、自分の腰痛がそのうちのどれに該当するかを調べるには、左ページの「自己診断チャート」が有用です。

自己診断チャートで重要なのは、まず、**「前屈すると痛むか、後屈すると痛むか?」**という質問です。この質問によって、腰痛の原因は大きく2つのグループに分けることができ、さらに、**「下肢にしびれや痛みがあるか?」**などの質問に答えていくことで、腰痛の7大原因のいずれかに導かれます(そのほかに3つの「まれなケース」がある)。

仮に主治医から「異常なし」といわれている場合でも、**ほとんどの場合、この7大原因のいずれかに当てはまるはずです。**また、すでに「腰部脊柱管狭窄症」や「腰椎椎間板ヘルニア」と診断されている場合でも、本当にその病気に該当するか、自分自身で改めて調べてみるのもいいでしょう。もしかしたら、意外な原因にたどり着き、その原因に応じた対処法を講じることで、長年の腰痛と決別できるかもしれません。

(西良浩一)

腰痛の７大原因を探る「自己診断チャート」

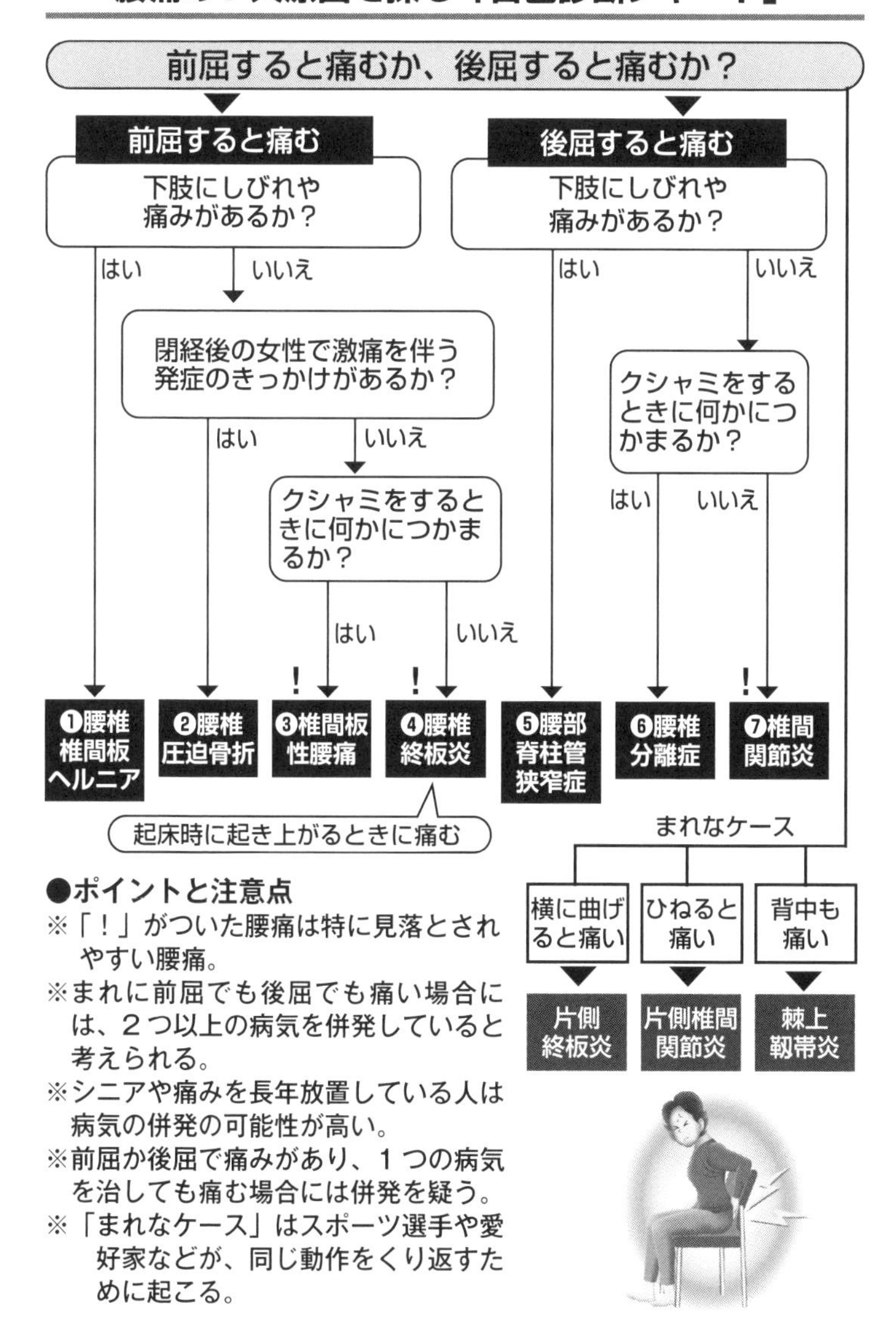

●ポイントと注意点

※「！」がついた腰痛は特に見落とされやすい腰痛。

※まれに前屈でも後屈でも痛い場合には、２つ以上の病気を併発していると考えられる。

※シニアや痛みを長年放置している人は病気の併発の可能性が高い。

※前屈か後屈で痛みがあり、１つの病気を治しても痛む場合には併発を疑う。

※「まれなケース」はスポーツ選手や愛好家などが、同じ動作をくり返すために起こる。

Q9 ①腰椎椎間板ヘルニアとはどのような腰痛ですか？

「腰椎椎間板ヘルニア」はみなさんも一度はその名前を聞いたことがあるでしょう。性別を問わず主に20～40代に発症する腰椎（背骨の腰の部分）の病気で、ＭＲＩ（磁気共鳴断層撮影）を撮れば比較的見つけやすく、診断がつきやすい特異的腰痛の代表といえます。

腰椎を構成する椎骨と椎骨の間でクッションの役割をしている椎間板という円盤状の軟骨にヒビ割れが生じ、中身（髄核という）が本来あるべき位置から飛び出て、それが神経に当たることで炎症を引き起こし、足腰に激痛（坐骨神経痛）やしびれが現れます。重度の場合には、膀胱につながる神経（馬尾神経）までつぶされて、排尿が困難になることもあります。

前屈すると、腰の痛みが強まり、下肢にも痛みやしびれが出るのが特徴です。

主な原因は、スポーツや重労働、前かがみ姿勢により椎間板に圧がかかることで、ヘルニアは椎間板の後ろ（背中側）に飛び出ることが多いのですが、まれに側方に生じることもあり「外側ヘルニア」（Q22参照）と呼ばれます。

（西良浩一）

腰椎椎間板ヘルニア

■横から見た図

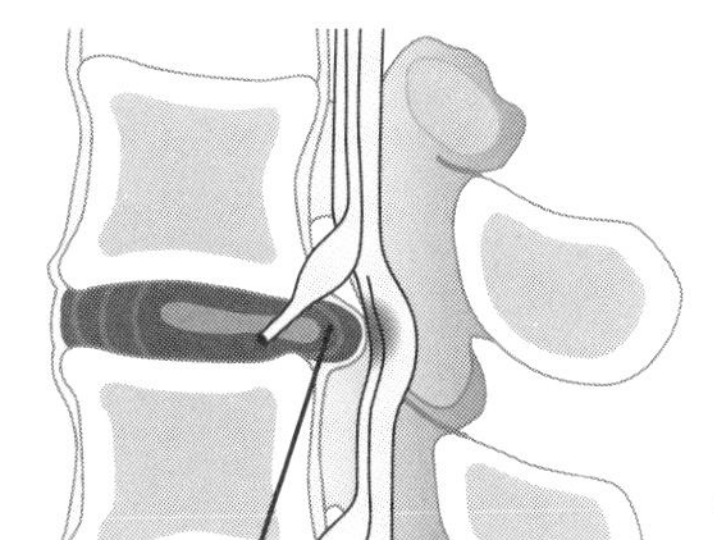

■上から見た図

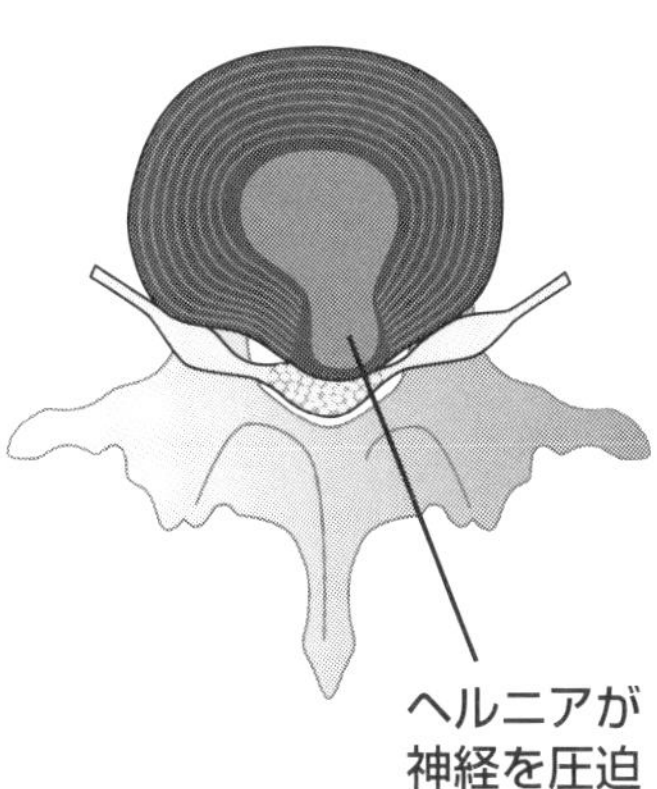

腰椎椎間板ヘルニアのＭＲＩ画像

■横から見た図

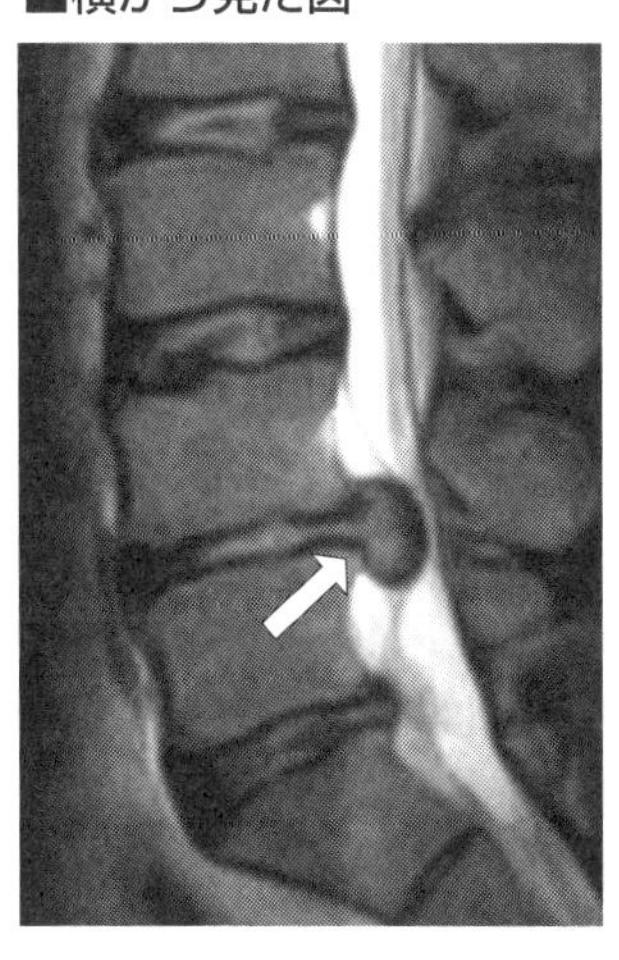

■上から見た図

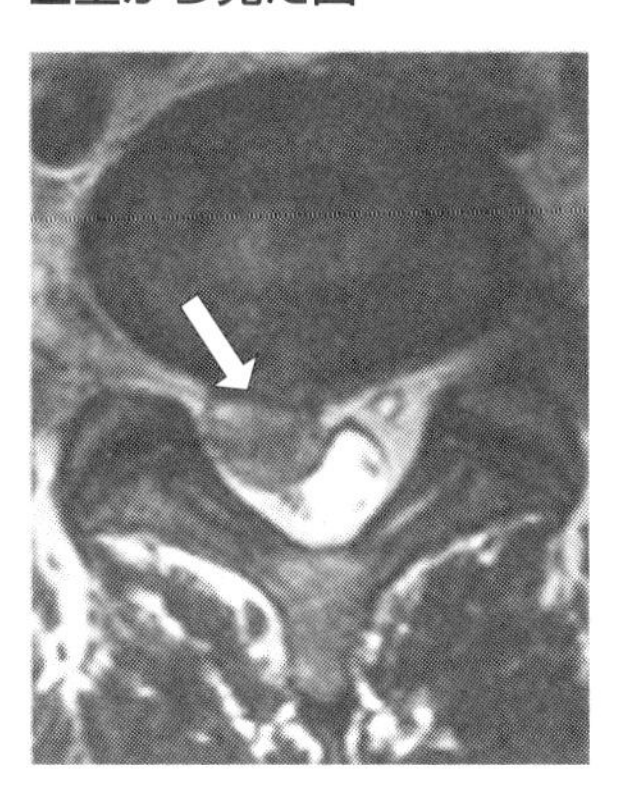

白い矢印が突出した髄核

Q10 ②腰椎圧迫骨折とはどのような腰痛ですか？

前屈すると痛む腰痛で、椎間板ヘルニアの次に注意しなければいけない特異的腰痛が「腰椎圧迫骨折」です。加齢とともに骨がもろくスカスカになる「骨粗鬆症」という病気が下地にあり、背骨を構成する椎骨の前側の部分（椎体）に上下から衝撃が加わる拍子にヒビが入ったり、椎体がつぶれたりしてしまいます。転倒したり、尻もちをついたり、中腰で重い物を持ったり、強いセキやクシャミをしたりすると、その軽い衝撃だけで椎体に骨折が起こってしまうのです。

閉経後の女性に発症する場合がほとんどで、前屈すると腰に痛みが現れますが、下肢に痛みやしびれが出ることはほとんどありません。**寝返りが打てない、寝た状態から起き上がる瞬間に痛みが走る**（起き上がり切ると痛みは出ない）、**起き上がるときにいったん横向きにならないと起き上がれない**、などの症状があれば、圧迫骨折を疑うべきでしょう。圧迫骨折は、**みぞおちの後ろの高さの第1腰椎に起こることが多く**、通常の腰のレントゲンでは写りにくい部位であるため、検査を受けるさいは背中まで撮影してもらうことが重要でしょう。

（西良浩一）

腰椎圧迫骨折

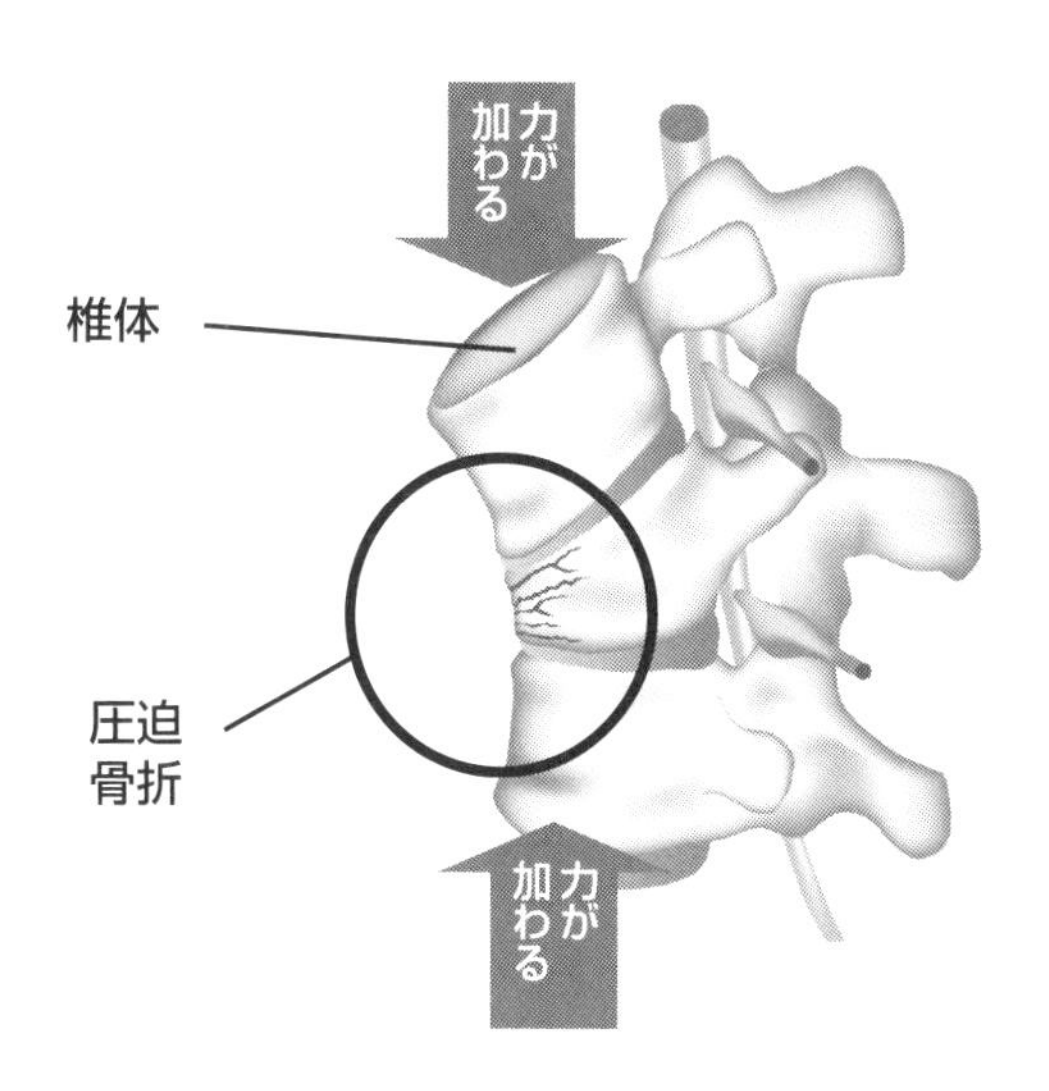

腰椎圧迫骨折のＣＴ画像

白い矢印が骨折箇所。複数箇所にわたって骨折が見られる。

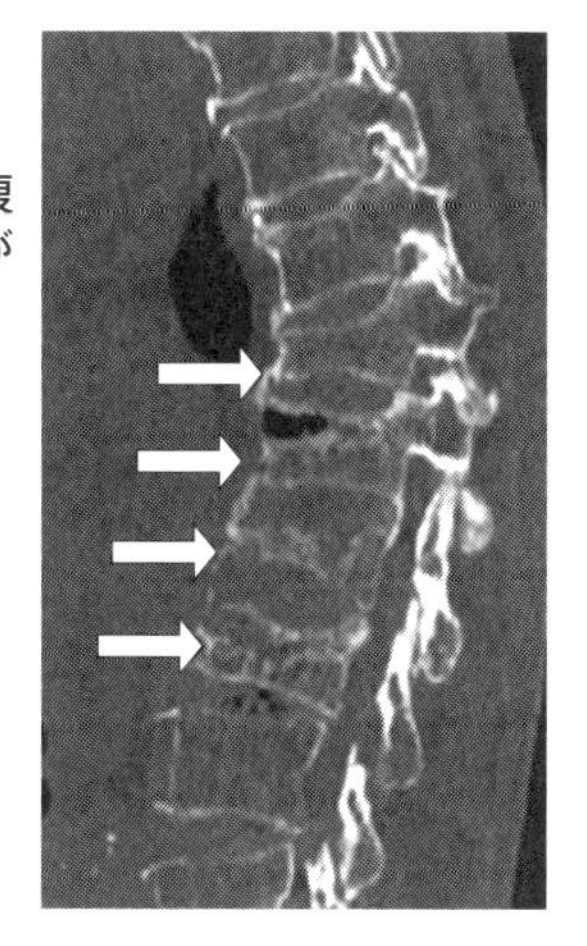

Q11 ③椎間板性腰痛とはどのような腰痛ですか？

前屈をしたり、前かがみになったり、ソファに座ったりしたときに、腰に痛みが現れ、下肢のしびれや痛みがない場合は、「椎間板性腰痛」が疑われます。これは、腰椎を構成する椎骨と椎骨の間にある椎間板の外壁に当たる線維輪に亀裂が入って炎症が起こり、椎間板自体が傷む病気です。傷んだ椎間板が変性するにつれて、本来椎間板には存在しない血管や神経が入り込み、腰痛が発生するケースもあります。

腰痛の強さは激痛というほどではなく、10段階で4くらいの鈍痛が続きます。**男女を問わず30～40代に発症する場合がほとんどで、クシャミやセキで腰が痛む、クシャミやセキをするとき何かにつかまらずにいられない、低いイスに座るのが怖い、靴下をはくとき痛い、あぐらをかけない**などの症状があれば、椎間板性腰痛の可能性が高いでしょう。スポーツ愛好者やアスリートでは、20代から発症することもあります。発症のきっかけは運動での衝撃や重労働で、放置すれば「椎間板ヘルニア」を招くこともあるので、この段階で適切な対処を講じてしっかり治すことが重要です。

椎間板性腰痛は、一般的な診療では原因不明とされるケースが多いです。確定診断には、椎間板造影ブロックが行われますが、これは一般のクリニックでは行われません。

しかし、MRI（磁気共鳴断層撮影）を「T2」もしくは「STIR」（Q47参照）で撮影すれば、high intensity zone（高輝度ゾーン）という椎間板の炎症をとらえられ、それによって確定診断ができる場合もあります。

（西良浩一）

椎間板性腰痛

■正常な椎間板

椎間板は、椎体と椎体の間でクッションの役割をしている。

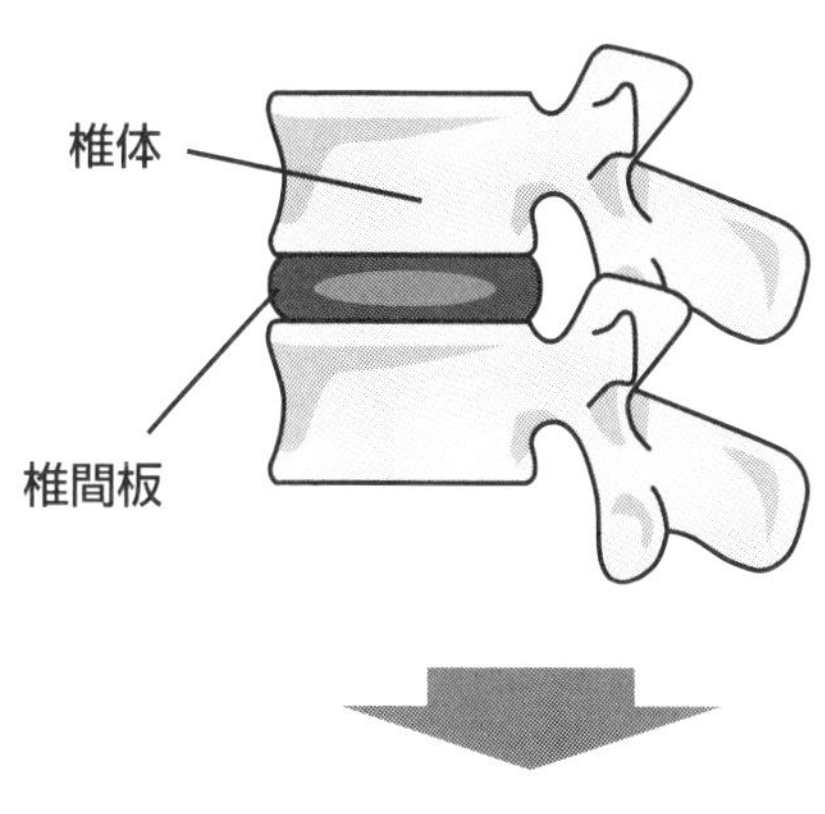

■椎間板性腰痛

椎間板の外壁に当たる線維輪に亀裂が入って炎症が起こり、椎間板が傷む。

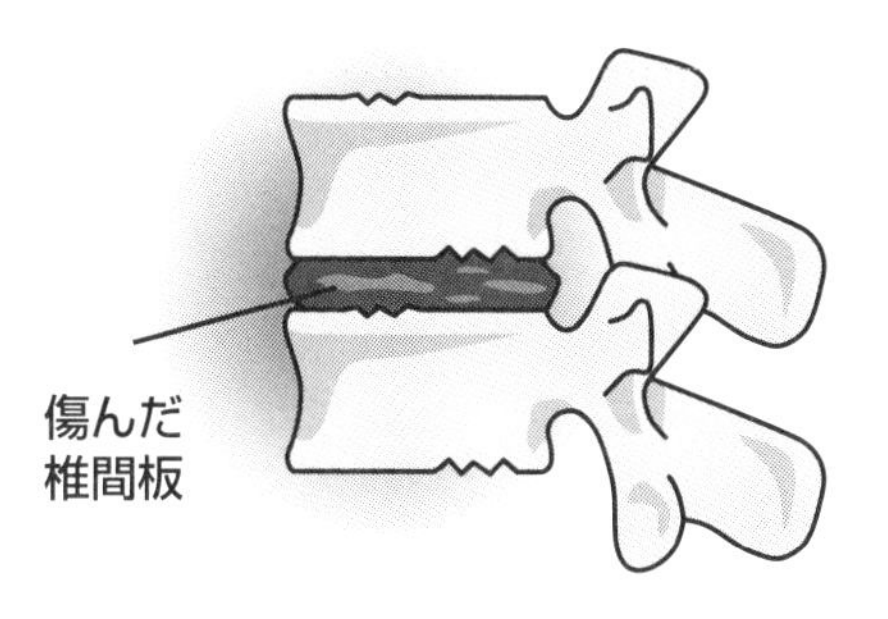

Q12 ④腰椎終板炎とはどのような腰痛ですか？

前屈すると腰痛が強まる一方、下肢にしびれや痛みがない場合にもう一つ疑うべきなのが、**「腰椎終板炎」**です。腰椎終板とは、背骨を構成する椎体と椎間板が接する部位（左図参照）のことで、ここが炎症を起こすのが腰椎終板炎です。

子供や20代では少なく、40～50代以上の男女に多い腰痛です。椎間板性腰痛と似ていますが、腰椎終板炎では背骨に不安定感があり、**腰が抜けるような感覚を覚える人がいます。**典型的な症状は**起床時に腰痛が強いことで、**布団の中でしばらくストレッチをして起床するという方も多くいます。そして、朝の洗顔時にも腰痛が出るのが特徴的です。少し動いて体が温まると、腰痛が軽減するのも大きい特徴といえます。

診断が難しく原因不明とされることも多いのですが、MRI（磁気共鳴断層撮影）を「STIR」で撮ると炎症が浮かび上がり診断がつきます。

（西良浩一）

腰椎終板炎

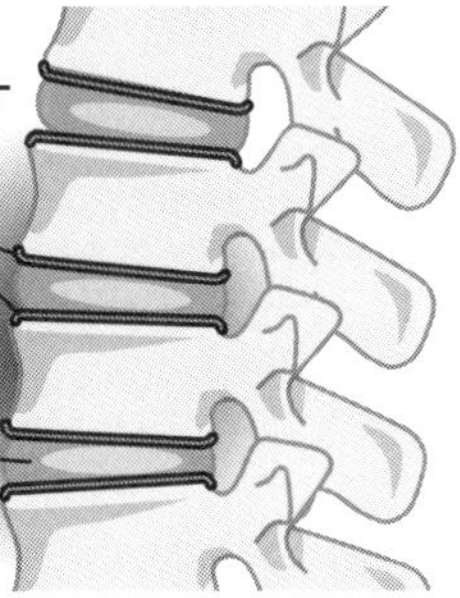

腰椎終板が炎症を起こす
腰椎終板
椎間板

Q13 ⑤腰部脊柱管狭窄症とはどのような腰痛ですか？

Q８で紹介した腰痛の「自己診断チャート」の最初の質問で、「後屈すると痛む」と答えた人で、高齢者の場合まず疑うべきなのが、「腰部脊柱管狭窄症」です。脊柱管とは、背骨を構成する椎骨が縦に積み重なってできる脊髄の通り道のトンネルのことで、加齢とともに、主に脊髄神経の後ろ側にある黄色靱帯（靱帯とは骨と骨をつなぐ丈夫な線維組織）や骨が少しずつ肥厚してくることなどによって脊柱管が狭まり、神経が圧迫されて腰痛が起こる病気を脊柱管狭窄症といいます。

脊柱管狭窄症では、神経が圧迫されることによって、殿部から下肢の裏側にしびれや痛みが現れる**坐骨神経痛**や、足がしびれて途切れ途切れにしか歩けなくなる**間欠性跛行**という症状が起こるのが特徴です。

男女を問わず50代後半から多発し、狭窄がひどくなると脊髄神経の末端にある馬尾神経が圧迫されて**膀胱や直腸の神経障害**を起こし、尿が出にくくなったり残尿感や便秘を伴ったりこともあります。**下肢の筋力低下やマヒ症状、知覚障害**が現れることもあり、このような症状が出た場合は早急に手術が検討されます。

（西良浩一）

腰部脊柱管狭窄症

■横から見た図

○印の中が狭窄している部分

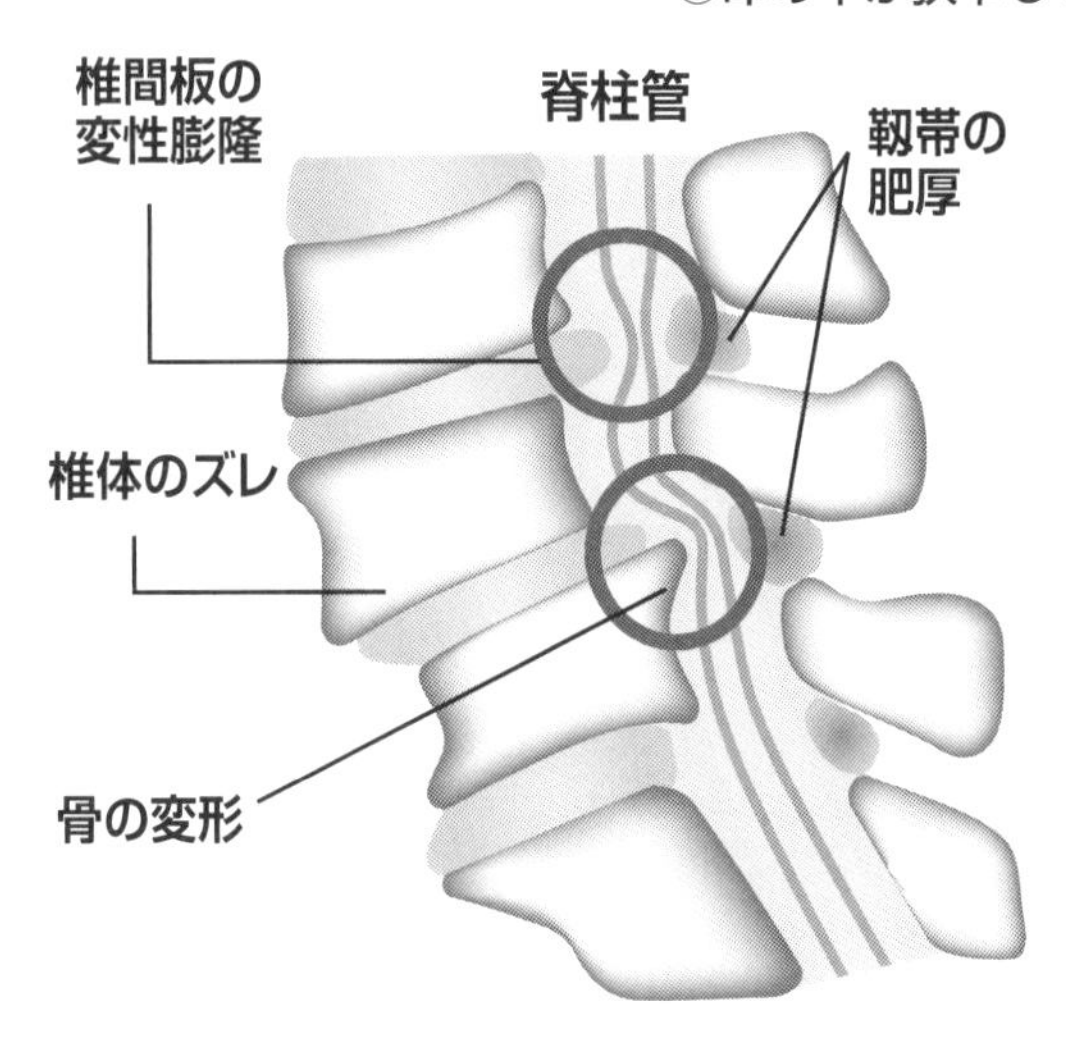

■正常な脊柱管のMRI 画像

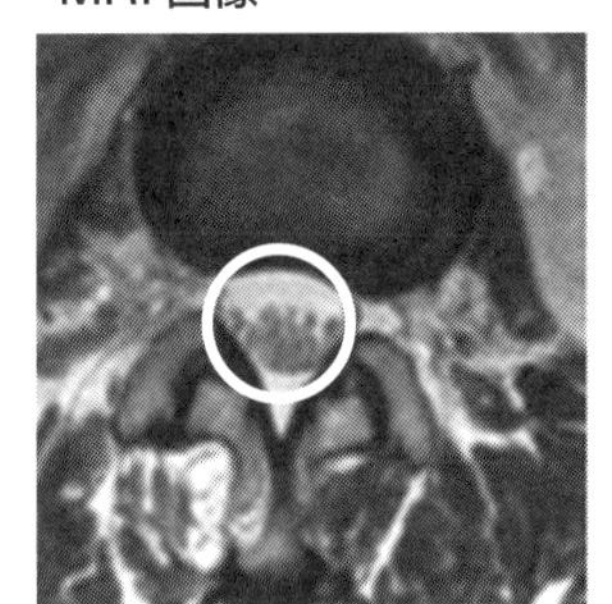

■腰部脊柱管狭窄症のMRI 画像

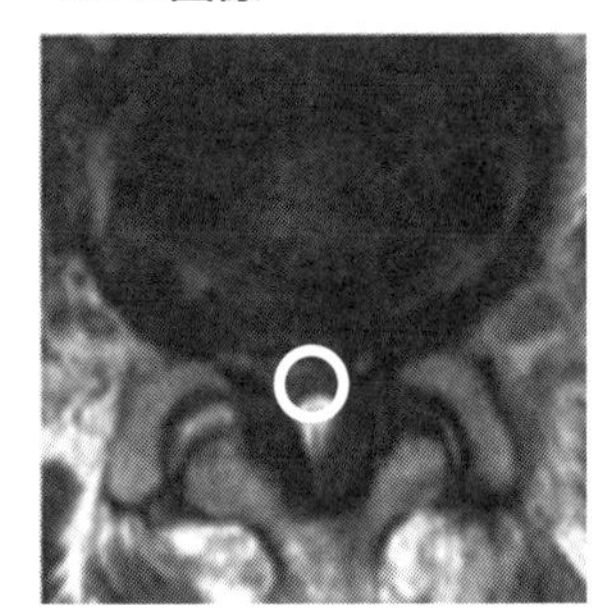

白い○印が脊柱管。正常な脊柱管のMRI 画像（左）に比べて、脊柱管狭窄症の画像（右）は、明らかに脊柱管が狭くなっていることがわかる。

Q14 ⑥腰椎分離症とはどのような腰痛ですか？

腰を後ろに反らすと腰痛が現れる場合で次に注意すべきなのが「腰椎分離症」です。日本人の６％、約７００万人が患うとされる腰の病気で、患者数は男性が女性の約２倍に及びます。そのうちのほとんどが、子供のころ（小学校高学年～中学生）の激しいスポーツに伴う腰の酷使によって、背骨を構成する椎骨が疲労骨折を起こすことが原因で発症します。骨が折れた状態でくっつかなくなると、**椎骨のおなか側の椎体と背中側の椎弓が完全に分離してしまいます。**激痛ではないので、ついこらえてしまう子供が多いのですが、後屈**すると痛む腰痛が２週間以上続く場合は、専門医の診察を受けるべきでしょう。**

CT（コンピューター断層撮影）やMRI（磁気共鳴断層撮影）で見つけることができます。多くは下位腰椎に発症するため、**第４・第５腰椎を背中から押すと痛みが出る**のも特徴です。

（西良浩一）

腰椎分離症

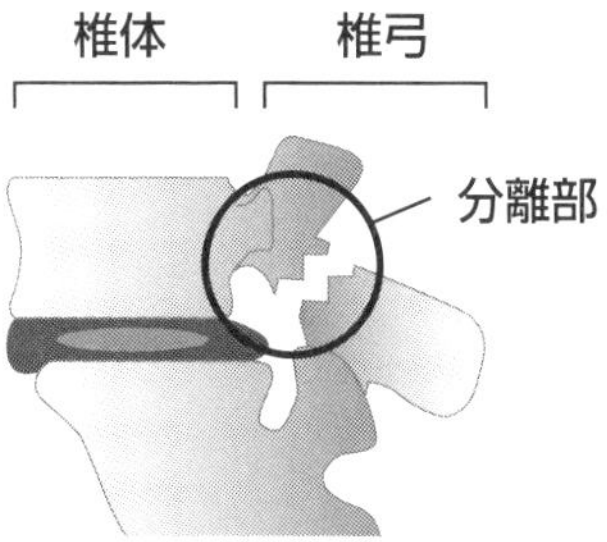

椎体　椎弓　分離部

Q15 ⑦椎間関節炎とはどのような腰痛ですか？

背骨を構成する椎骨は、体の前側（おなか側）の椎体と後ろ側（背中側）の椎弓の2つの部位からできています。おなか側の椎体と椎体は、椎間板という軟骨を挟んで上下につながる一方、背中側の椎弓は、左右に2ヵ所ある椎間関節という関節で上下につながっています。つまり、椎骨どうしは、椎間板と、2ヵ所ある椎間関節の3点によって支えられているのです。

私たちが後屈をするとき、その物理的な負担は背中側にある2ヵ所の椎間関節にかかることになります。つまり、腰を反らしたときに腰痛が現れる場合は、体の後ろ側で背骨を支えている椎間関節やその周辺に負担がかかり、炎症が生じて痛みが発生していると考えられます。

頭上の物干しさおに洗濯物を干そうとするときや、高いところの物を取ろうとしたとき、ジャンプしてのけ反ったとき、ゴルフや野球のスイングで腰痛が現れる人は、まず「椎間関節炎」を疑うべきでしょう。

椎間関節炎は、腰を後ろに反らすと痛みがある一方、下肢に痛みやしびれはなく、

椎間関節炎

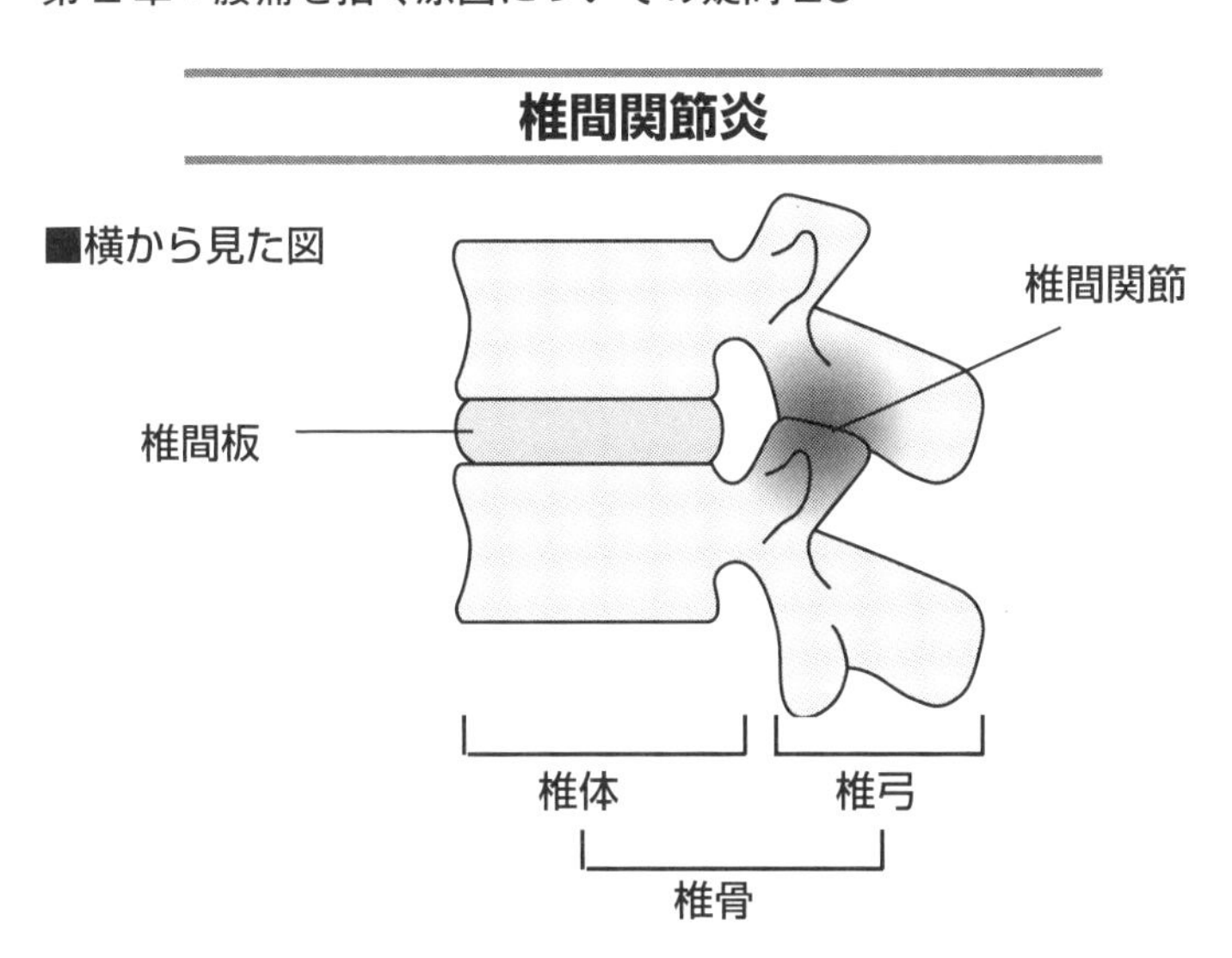

男女を問わず50歳以上に多いものの、年齢に関係なく発症します。

50歳以上では、ほかの腰痛の原因と併発することも多く、腰部脊柱管狭窄症を合併することもあるので、初期のうちに見つけてしっかりと治すことが重要です。

椎間関節炎は、炎症反応として現れる水腫を伴っている場合は見つけやすいのですが、そうでない場合は発見が困難です。ＳＴＩＲ－ＭＲＩ（磁気共鳴断層撮影）を撮ることで見つけやすくなります。（西良浩一）

腰を反らすと
腰痛が現れる人は
「椎間関節炎」を
疑って

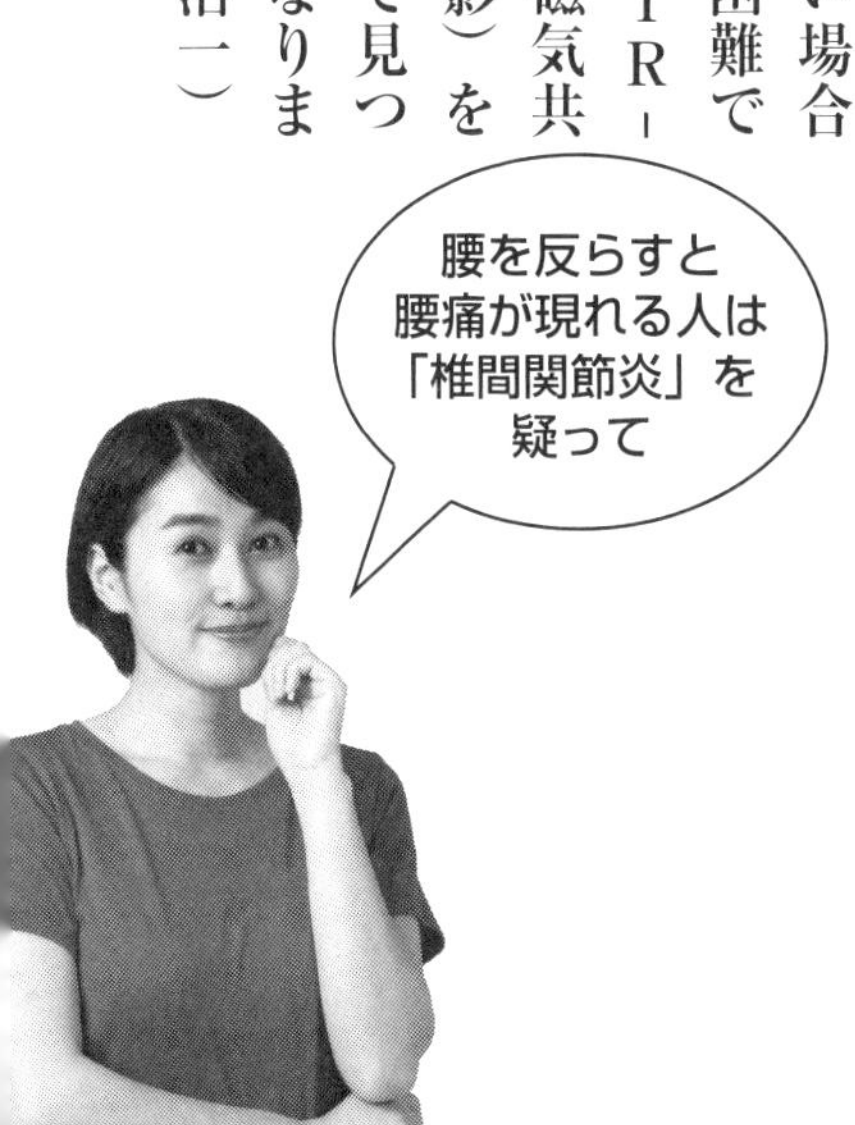

Q16 腰痛の原因は1つだけですか？

腰痛のほとんどは、主にこれまで述べた7つの原因で起こります。原因がわかれば、**それに適した治療を行うことで、腰痛は改善・治癒させることが可能になります。**原因さえわかれば、無意味な治療を続けたり、副作用のある治療を受けたりするリスクを回避することにもつながります。

しかし、腰痛がやっかいなのは、**原因が1つだけとはかぎらないことです。**腰痛に長年悩んでいる中高年は特に、複数の原因が併発している場合が少なくありません。前屈でも後屈でも痛む場合は、確実に複数の原因が併発しています。そうした場合は、**疑いが特に強い原因から一つ一つ治療していくことをおすすめします。**絡まったひもを一つ一つほどいていくように、こじれた腰痛を一つ一つほぐしていく心がまえで治療に取り組めばいいのです。

自分で判断できない場合は、脊椎（せきつい）外科の専門医に相談して指示を仰ぐのもいいでしょう。**それぞれの腰痛の原因別の治療法については、87ページからの第5章で解説します。**

（西良浩一）

Q17 すべり症・側弯症は、腰痛の原因にはならないのですか？

本書をお読みの方々の中には「腰椎すべり症」や「腰椎側弯症」と診断されている人が多いかもしれません。

腰椎すべり症とは腰椎が前後方向にずれた状態を指し、腰椎側弯症とは腰椎が左右方向に曲がった状態を指します。すべり症はさらに、40ページで紹介した腰椎分離症に起因する「腰椎分離すべり症」と、中高年女性に特に多い「腰椎変性すべり症」に分かれます。腰椎変性すべり症と腰椎側弯症は、いずれも神経の通り道である脊柱管が物理的に狭まり下肢のしびれや痛みが出やすいので、注意する必要があります。

すべり症も側弯症も、レントゲンを撮れば、比較的容易に診断がつきますが、ここで重要なのは、どちらの病名も腰椎の見た目の形状を表しているに過ぎず、**それが痛みの直接の原因になるわけではない**ということです。

つまり、すべり症や側弯症は腰痛の原因からは除外し、すべり症や側弯症と診断されている人は、**③椎間板性腰痛や④腰椎終板炎、⑤腰部脊柱管狭窄症や⑦椎間関節炎**

などが起こっていないかをよく調べて、それぞれの原因別に対処していくことが大切になります。

（西良浩一）

すべり症と側弯症

●腰椎変性すべり症　●腰椎分離すべり症

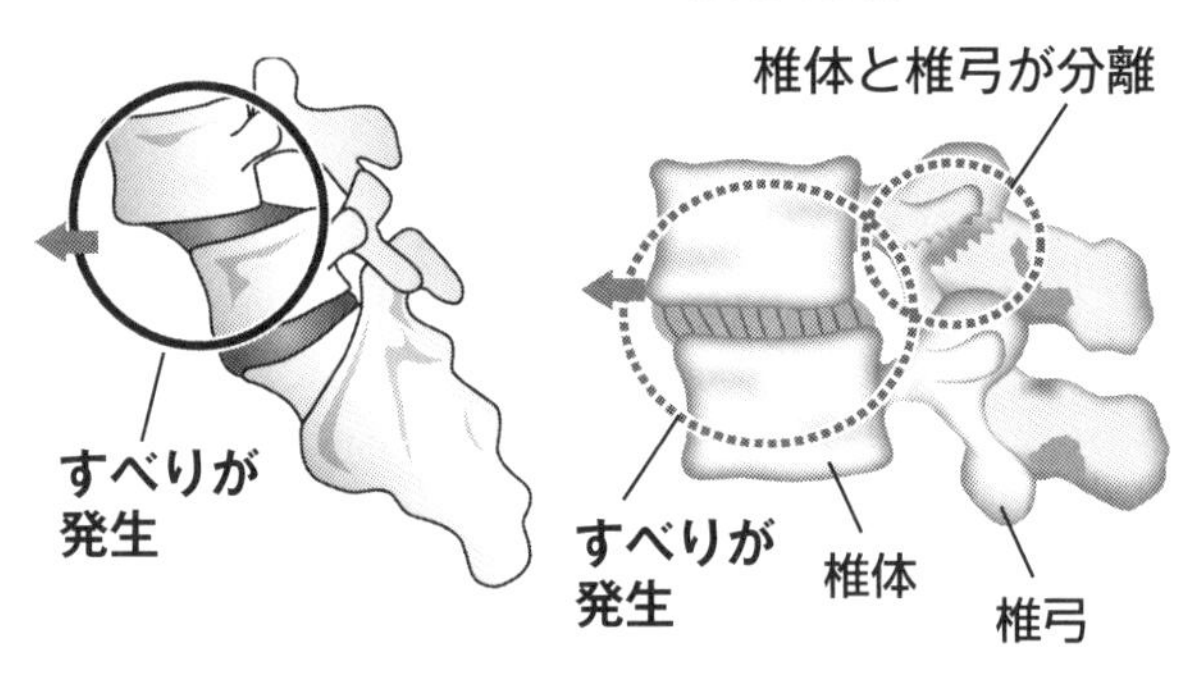

すべり症には２タイプあり、40歳以降の女性に多く見られるのが、上下にある椎骨がずれた「腰椎変性すべり症」。椎体と椎弓が分離したことですべりが発生するのが「腰椎分離すべり症」。

●腰椎側弯症

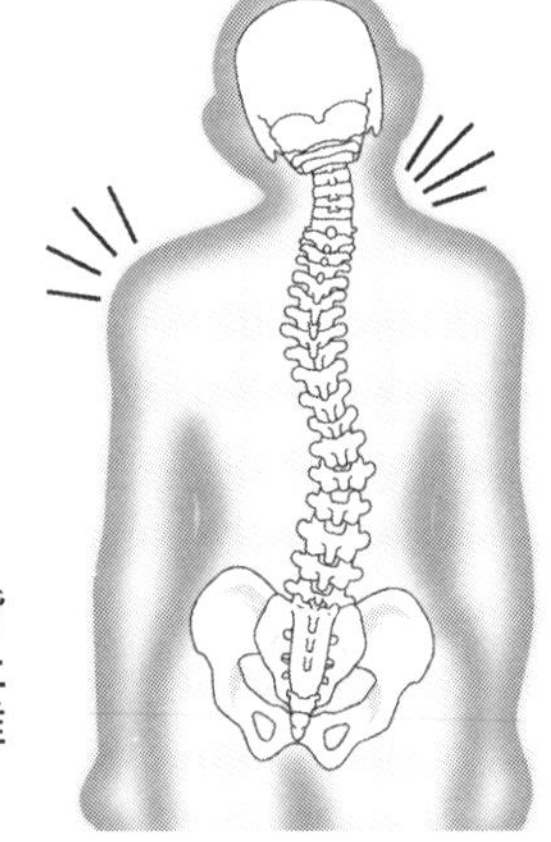

加齢などによって背骨が左右に10度以上曲がった状態が「腰椎側弯症」。

Q18 筋・筋膜性腰痛との診断。どんな腰痛ですか？

腰痛は、主に腰椎の椎間板や椎間関節に異常があることによって発生します。しかし、腰椎以外の部位の問題で腰痛が発生する場合もあります。その一つが、腰の筋肉や筋膜（筋肉を包む薄い膜組織）に問題がある「筋・筋膜性腰痛」です。重い物を急に持ち上げたり何度も同じ動作をくり返したりするなどして、腰に過度の負荷がかかったことで**筋肉や筋膜が炎症を起こして発症する腰痛**です。

筋・筋膜性腰痛は、原因となった行動を自分で特定しやすく、基本的には**数日で自然治癒**しますが、ときに慢性化することもあります。脊椎の専門医にくわしく診察してもらって腰椎に異常が見つからないにもかかわらず、長年腰痛に悩んでいる人は、筋・筋膜性腰痛を疑うべきでしょう。一般に**「ギックリ腰」**と呼ばれる症状も、一部は、筋・筋膜性腰痛に該当します。

筋・筋膜性腰痛は、筋肉を伸ばす**ストレッチ体操やピラティス**、筋膜をほぐす**筋膜リリース**、筋肉を温める**温熱療法**、局所麻酔薬を注射する**トリガーポイントブロック**などで治癒できます。

（西良浩一）

Q19 ギックリ腰の原因はなんですか？

医学的にギックリ腰という病名はありません。いわゆる急性腰痛症のことと思います。突然くるので、ヨーロッパでは「魔女の一突き」ともいわれています。がん転移、骨折、椎間板（ついかんばん）ヘルニア、背筋の肉離れなど、いろいろな原因があります。Q５のレッドフラッグ（危険信号）と下肢（かし）症状に注意して、緊急性の有無を判断して診断と治療を進めるのが肝要です。

原因が違えば、当然、治療法も異なります。したがって「ギックリ腰のときに私はこれで治った」などというアドバイスは当てになりません。

ギックリ腰が起こったときは、ひとまず安静にして激しい痛みが和らぐまで数時間～数日待ちます。痛みが和らいだら、原因をQ８の「自己診断チャート」で特定し、それに応じた治療やセルフケアで対処しましょう。一般に、ギックリ腰がなかなか治らない場合や発生頻度が増えてきた場合は、椎体や椎間板に障害が発生している可能性が高いといえます。

（西良浩一）

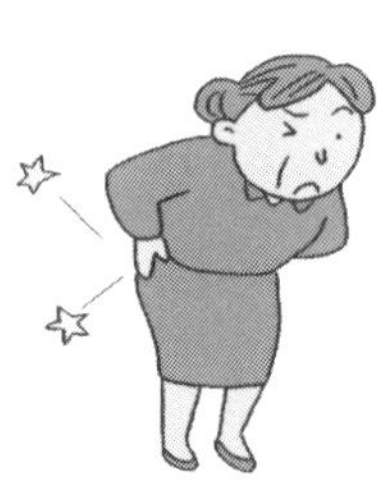

Q20 背骨のどの部位で腰痛が起こることが多いですか？

病気により異なります。例えば、腰椎で一番動く場所は、第４腰椎と第５腰椎の間です。

ですので、変性や加齢に伴う変化は、その部位に生じやすいものです。代表的な疾患は、腰椎椎間板ヘルニアや腰部脊柱管狭窄症です。腰椎変性すべり症も第４腰椎に生じやすいです。

また、腰椎分離症は第５腰椎に90％程度が生じます。これは、遺伝的素因の関連性も指摘されています。したがって、分離症に伴うすべり症（分離すべり症）は第５腰椎に頻発します。

骨粗鬆症は脊椎全体の強度が低下しますが、圧迫骨折が起こりやすい場所は、下位胸椎（胸椎は背骨の背中の部分）と上位腰椎、つまり、胸椎と腰椎の移行部です。腰椎の前弯カーブが胸椎の後弯カーブへと移行するため、尻もちなどでその部位に外力が集中しやすいことが原因です。

（西良浩一）

Q21 症状から背骨のどの部位にヘルニアがあるか、わかるって本当ですか？

腰椎椎間板（ようつい）ヘルニアでは、椎間板の中身（髄核（ずいかく）という）が飛び出て、それが神経を圧迫して症状が現れます。ヘルニアが飛び出る位置（高さ）によって圧迫される神経が異なり、症状の現れ方も異なります。そのため、痛みやしびれ、筋力低下などの現れ方を見れば、どの部位にヘルニアがあるのか、見極めることができます。

最もヘルニアが起こりやすいのが、**第4・第5腰椎間**で、腰痛とともに坐骨（ざこつ）神経痛が現れます。かかとで立てなくなったり、足指が持ち上がらなくなったりします。

次いでヘルニアが起こりやすいのが、**第5腰椎〜仙椎の間**です。主な症状は腰痛や坐骨神経痛で、お尻（しり）から太ももの裏側、ふくらはぎから足裏にしびれが現れます。すねの筋肉が萎縮（いしゅく）し、爪先立ちができなくなることがあります。

第3・第4腰椎間のヘルニアでは、腰痛のほか、太ももの前側からすね、足の親指にかけてしびれや痛み（大腿（だいたい）神経痛という）が現れます。太ももの前側が萎縮し、ひざを伸ばす筋力が低下することがあります。

（久野木順一）

ヘルニアの発生部位と症状の特徴

ヘルニアの発生部位	痛み・しびれが出やすい部位	筋力低下などの症状
第4・第5腰椎間	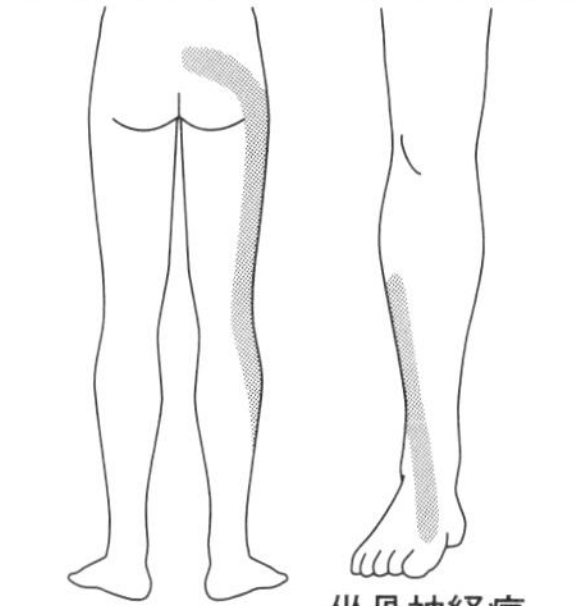 坐骨神経痛	かかと立ちができなくなる 足や足指を持ち上げる筋力が低下 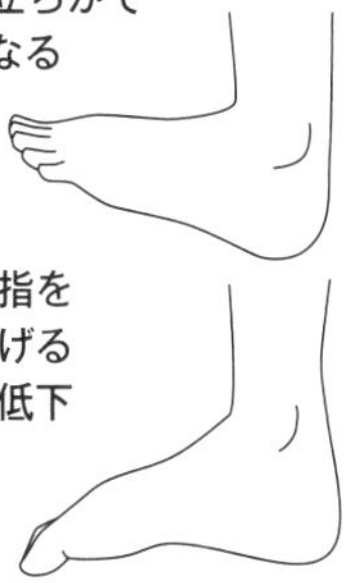
第5腰椎～仙椎間	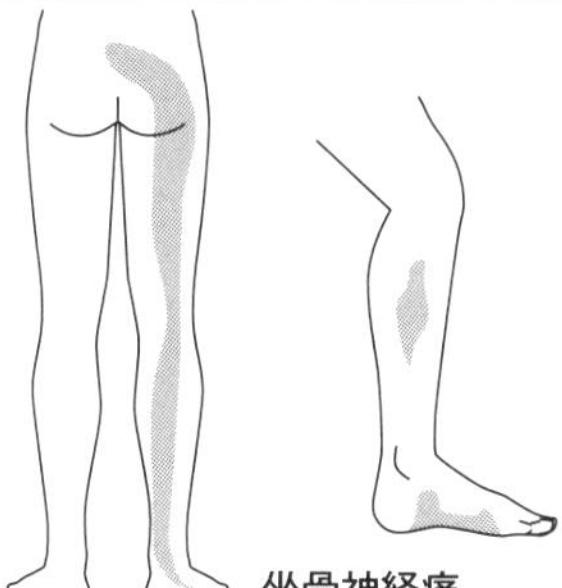 坐骨神経痛	爪先立ちができなくなる 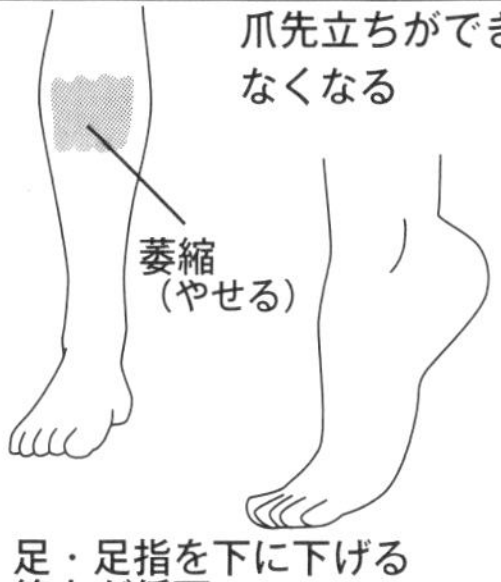 萎縮（やせる） 足・足指を下に下げる筋力が低下
第3・第4腰椎間	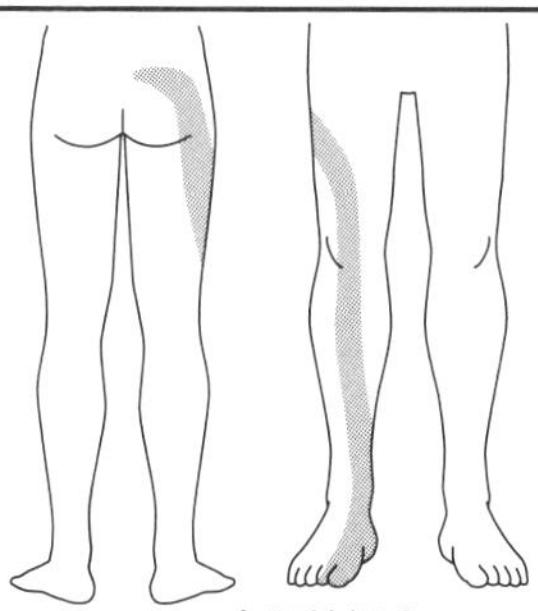 大腿神経痛	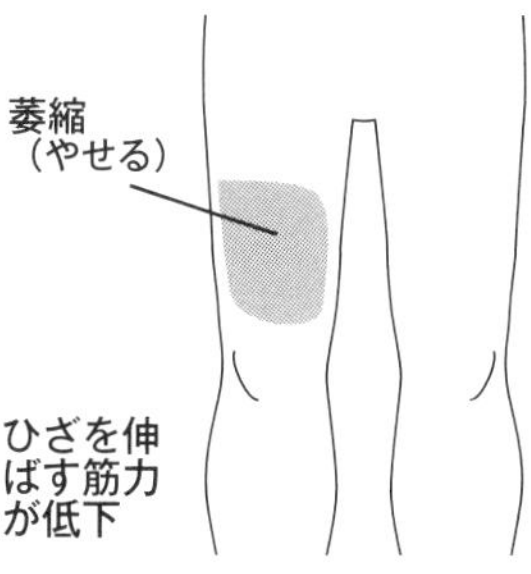 萎縮（やせる） ひざを伸ばす筋力が低下

Q22 ヘルニアは診断が難しいと聞きましたが、そうですか？

Q9で述べたように、腰椎椎間板ヘルニアはMRI（磁気共鳴断層撮影）の検査画像で比較的診断しやすい病気なのですが、一つだけ注意しなければならないことがあります。ヘルニアが、椎体後方の脊柱管内ではなく、椎体側方の脊柱管外に飛び出ることがあるからです。これを専門的には「外側ヘルニア」と呼びます。

外側ヘルニア

脊柱管外に飛び出たヘルニア
脊柱管

実は、私自身も米国に留学していた時代に外側ヘルニアを患い、激しい腰痛に悩んだ経験があります。担当の家庭医は、私のMRI画像を見ても「異常なし」というばかりで、ヘルニアの存在をなかなか理解してくれず困った思い出があります。外側ヘルニアはそのくらい見つけにくいのでみなさんもMRIを撮って異常なしといわれたら「外側ヘルニアはありませんか？」と聞いてみてください。より注意して診てくれるはずです。

（西良浩一）

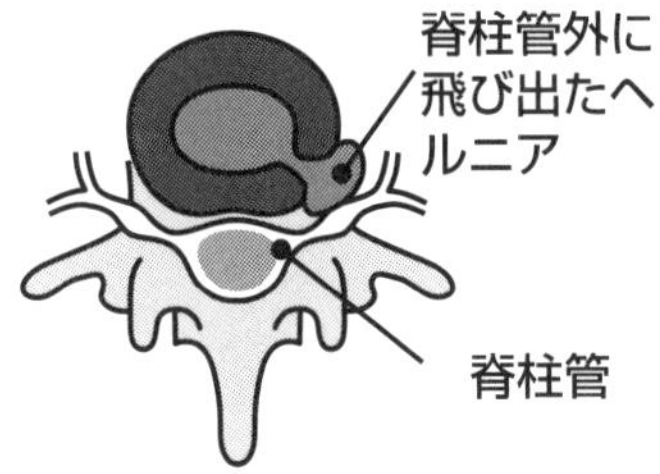

Q23 腰痛をほうっておくと、いつか脊柱管狭窄症になりますか？

腰痛にしばしば悩まされている人は、日常生活で腰椎（ようつい）への負担が大きい人と考えることができます。重い物を持ったり移動させたりする重労働を続け、腰に悪い姿勢や動作がクセになっていれば、それだけ腰椎の椎間板や椎間関節、あるいはその周辺の靱帯（じんたい）や椎骨などにかかる負担が蓄積されて炎症が長引き、変形や変性（性質が変わること）が生じることになります。

脊柱管（せきちゅうかん）の狭窄（きょうさく）は、黄色靱帯の肥厚（ひこう）、椎骨の変形、椎間板の変性などの加齢性変化（Q13参照）が原因で発生するので、**椎間板ヘルニアや椎間板性腰痛、椎間関節炎などがある人は、将来的に脊柱管狭窄症を発症するリスクが高いと考えられます。**脊柱管狭窄症が悪化すると、こま切れにしか歩けなくなる間欠性跛行（はこう）という症状や、排尿・排便障害が現れ、日常生活に著しく支障をきたすことも少なくないので、その前の段階でしっかり治療するとともに、日常生活での腰の使い方や姿勢、動作を見直し、腰への負担を減らしていくことが重要でしょう。

（西良浩一）

Q24 変形性腰椎症といわれました。脊柱管狭窄症とは違いますか？

椎体と椎体の間でクッションの役割を担っている椎間板は、20歳ごろから老化が始まるとされています。徐々にクッションとしての能力が低下し、やがて椎体のへりの部分に骨棘という出っぱりができます。これが「変形性腰椎症」で、椎間板を中心とした腰椎の加齢変性により腰痛などを生じさせます。**40歳以上の男性**によく見られ、症状が現れないまま、腰椎の変形が進むこともよくあります。

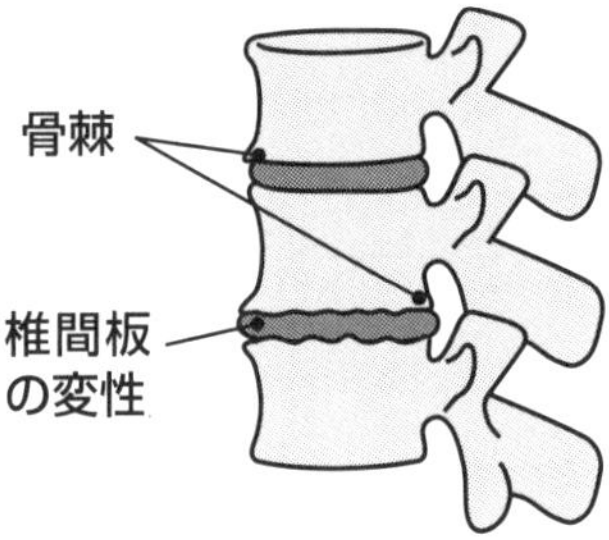

骨棘によって脊柱管が狭くなり、神経の圧迫がひどくなって腰痛だけでなく下肢のしびれや痛みも現れたら、腰部脊柱管狭窄症の疑いが出てきます。変形性腰椎症は**動作の開始時に痛みが生じますが**、動くうちに軽減されていきます。一方、脊柱管狭窄症は歩くと足にしびれや痛みが出ますが、歩きはじめよりしばらく歩いてから下肢症状が強くなることが多いです。

（久野木順一）

変形性腰椎症

骨棘
椎間板の変性

Q25 ヘルニアがつらいのですが、飲酒や喫煙、肥満と関係がありますか？

腰椎椎間板ヘルニアは、比較的若い20～40代の男性に多く見られますが、その原因はヘルニアになりやすい体質の遺伝が関係していると考えられています。さらに加齢や喫煙、肥満といった危険因子が加わることで発症しやすくなります。

喫煙は、椎間板の変性を悪化させることがわかっています。椎間板ヘルニアは、腰椎の椎間板の中心にある髄核が線維輪から飛び出ることで起こりますが、この椎間板には血管がなく、椎間板の周囲の毛細血管から栄養を得ています。喫煙により、ニコチンが椎間板周囲の毛細血管を収縮させると、椎間板に栄養が行き渡らなくなるため、クッション性が失われてしまいます。

また、生活習慣の一つとしてアルコール飲料の摂取についても、腰痛との関連性が指摘されています。肥満に関しては、BMI※値が標準よりも高い25以上や、反対に18・5未満の低体重になると腰痛のリスクが高まります。健康的な生活習慣を心がけることが予防と改善につながります。

（菊地臣一）

※BMIは、肥満度を表す指数の一つで、体重㌔÷（身長㍍×身長㍍）で算出する。日本人は、数値が25以上で過体重、30以上で肥満、18.5未満で低体重と判定する。

Q 26 運動不足だと、ギックリ腰などの腰痛になりやすいですか？

人間の骨格は重い上半身を腰椎（ようつい）という1本の柱で支える構造になっています。そのため、背骨を支える腹筋や背筋などの筋肉の力が必要なのですが、日ごろの運動不足でこれら体幹の筋肉が衰えてしまうと、上半身の重みが腰椎に集中することになり、腰痛を招きやすくなります。また、長時間、座りっぱなしでデスクワークなどをしていると、肩や背中、腰の筋肉が硬直して腰椎の柔軟性も失われてしまいます。腰椎はしなやかに動くことで上半身の重みや地面からの衝撃を受け止められるのですが、腰椎の柔軟性が失われれば、腰椎の弱い部分に負担が集中することになり、やはり腰痛を引き起こしやすくなります。

かといって、重い物を持ち上げたり、腰を強くねじったり。激しく動いたりする動作も、度を過ぎれば腰痛を招く原因になってしまいます。

腰痛を防ぐには、体幹の筋肉を鍛える無理のない適度なトレーニングと、筋肉の柔軟性を高めるストレッチなどの運動が必要でしょう。

（菊地臣一）

Q27 ヘルニアなどの腰痛になりやすい職業はありますか？

職業による腰への負担が、腰痛の発症に関連するという報告は、国内外に多数あります。

日本国内でも、運輸・清掃・看護・介護の仕事をする人に腰痛の発生率が高いとされています。運送業者や建設現場の作業員、引っ越し業者など、重い荷物を運ぶ機会の多い人は、荷物を持ち上げたり下ろしたりするたびに腰椎（ようつい）に大きな負担がかかります。荷物を運ぶときは体勢に注意することが必要です。

医療・介護従事者は患者さんの治療や介助のために中腰の姿勢を取ることが多く、患者さんを抱きかかえて移動させることも多いため、腰痛を起こしやすくなります。

また、身体的な負荷だけでなく、心理的・社会的な負担も慢性腰痛の要因となることがわかってきました。仕事の満足度、職場の人間関係、仕事量の多さ、仕事に対する自己評価、精神的ストレスなどにより、腰痛が起こったり慢性化したりするのです。この場合は、心理的・社会的な問題に対処することが大切です。

（菊地臣一）

Q28 仙腸関節障害といわれました。どんな病気ですか？

仙腸関節とは、骨盤の仙骨と腸骨を結合している関節です。最近の研究で、体の上下から骨盤にかかる圧力を分散する重要な役割を持つことが判明し、整形外科医や理学療法士の間でも、腰痛の原因部位として注目されるようになってきました。

出産後、あるいはスポーツや力仕事で片足への荷重負荷が長期間かかると、仙腸関節に負担が蓄積されて炎症が生じ、腰やお尻、足のつけ根などに痛みが現れることがあります。これが「仙腸関節障害」です。

症状は、お尻が痛んでイスに長時間座れない、あおむけに寝られないなどで、歩いてしばらくすると腰痛がらくになる場合も、この病気が疑われます。

軽度の場合は自然治癒する例も多く見られますが、通常は、薬物で炎症を抑える治療や仙腸関節に対するブロック療法、徒手的な運動療法が行われます。

（久野木順一）

仙腸関節

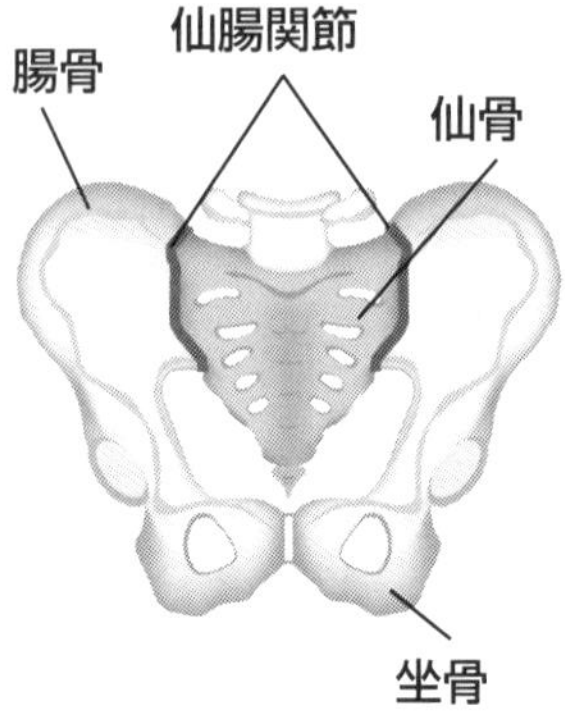

仙腸関節
腸骨
仙骨
坐骨

Q29 梨状筋症候群と診断されました。どんな病気ですか？

股関節を支える筋肉の一つが梨状筋です。腰椎や仙骨から出た坐骨神経は、梨状筋の下をくぐって下肢へと伸びています。ところが、お尻のポケットに財布を入れたり足を組んだりする習慣などで偏ったお尻の筋肉の使い方をしていると、梨状筋がこわばって坐骨神経を締めつけ、お尻に痛みやしびれが現れることがあります。これが、「梨状筋症候群」です。症状は、片方のお尻の外側に出るのが特徴で、初期にはお尻に痛みやこりを感じる程度ですが、進行するにつれて徐々に下肢に症状が広がっていきます。

腰椎椎間板ヘルニアや腰部脊柱管狭窄症による神経根症と区別がつきにくく、腰椎の画像診断を行い腰椎疾患を除外する必要があります。殿筋や体幹筋、骨盤底筋の強化、ストレッチなどの理学療法、温熱療法、徒手療法、梨状筋へのブロック療法などが行われます。強い症状が長期間持続する場合には手術も検討されます

（久野木順一）

梨状筋症候群

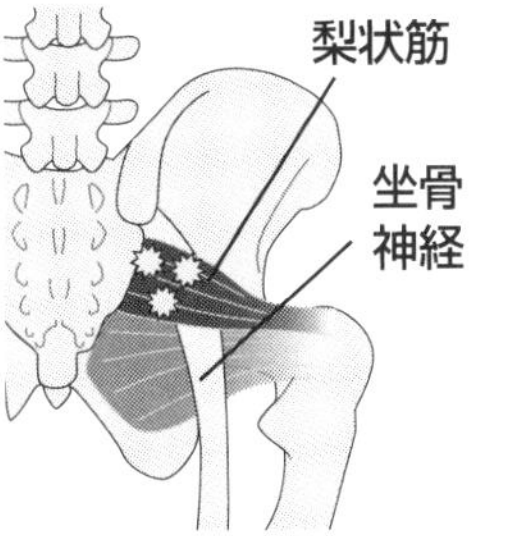

梨状筋

坐骨神経

Q30 上殿皮神経症候群といわれました。どんな病気ですか？

骨盤を構成する腸骨の上部には、上殿皮神経が広がっています。この上殿皮神経がなんらかの理由で障害されると、坐骨神経痛に似た鈍い痛みやしびれが現れることがあります。これが「上殿皮神経症候群」で、原因については、現在のところまだ解明されていません。

上殿皮神経症候群は、全腰痛の14%を占めるという報告もあります。しかし、太さ2ミリのごく細い神経であるため、レントゲンやMRI（磁気共鳴断層撮影）などの画像による診断ができません。そのため、症状から判断することになり、腰を反らしたりひねったりしたときに、腰の中央から外側に7～8センチの位置に痛みが現れれば、この病気を疑います。お尻を押してみて痛みやしびれが強くなる位置によって、梨状筋症候群（Q29参照）と見分けます。

治療法は、ほかの多くの腰痛と同様、鎮痛薬や湿布、運動療法などを行います。効果が現れないときには、神経ブロック注射を行うこともあります。

（久野木順一）

Q31 腰痛は内臓の病気でも起こるとは本当ですか？

腰痛は、一般に命にかかわることはほとんどありませんが、まれに別の病気によって起こることがあります。腰痛を引き起こす病気には、十二指腸潰瘍や急性膵炎などの内臓の病気や腫瘍（がん）、子宮筋腫などの婦人科系の病気、関節リウマチ、感染症などがあげられます（62ページ参照）。

腰痛の多くは、初期には強い痛みがあっても、安静にしているとしだいに和らいでいきますが、**内臓の病気が原因の場合には、姿勢を変えても痛みが軽くなりません。**腰痛が腰椎やその周辺の異常で起こっている場合は、横になるなどして腰にかかる負担を軽減することで、痛みが和らぐケースが多く見られます。つまり、**安静にしても痛みが変わらず、どんどん痛くなる場合は要注意です。**

また、腰の痛みとともに発熱がある場合は、脊椎の細菌感染が原因の化膿性脊椎炎やがんの脊椎転移といった重い病気が隠れている場合もあるので、至急、医療機関を受診してください。重大な病気を見逃さないためにも、腰痛が起こったら、整形外科を受診して、原因を調べておくことが重要でしょう。

（菊地臣一）

腰痛を招く内臓や血管の主な病気

分類	病名	症状
消化器系	胃・十二指腸潰瘍	上腹部痛・みぞおちの痛み・吐血・黒い血便・胃痛・胸焼け・吐きけに注意。
	膵炎	上腹部痛・腰背部痛・吐きけ・嘔吐・食欲不振に注意。
	胆石	食後の右上腹部痛・腰背部痛・発熱・黄疸に注意。
	胆嚢炎・胆管炎	食事の数時間後のみぞおちの痛み・右上腹部痛・右腰背部痛・発熱・濃い尿・嘔吐に注意。
循環器系	腹部大動脈瘤	腰背部痛・腹部の拍動に注意。破裂すると激しい腰痛・上腹部痛が起こる。
	末梢動脈疾患(閉塞性動脈硬化症)	手足のしびれ・冷感・下肢痛・間欠跛行に注意。
	静脈血栓症	エコノミークラス症候群ともいう。足の腫れ・痛み・熱感に注意。
	肝炎・肝硬変	だるさ・黄疸・上腹部痛・腰背部痛に注意。
泌尿器系	腎盂腎炎	寒け、38度C以上の高熱、むかつき、嘔吐、腎臓付近の腰痛、頻尿、排尿痛、血尿に注意。
	尿管結石	片側の背中からわき腹にかけての急な激痛、冷や汗、嘔吐、血尿に注意。
	腎下垂・遊走腎	立ち上がると腎臓が下がる病気。わき腹痛、腰痛、血尿、むかつき、嘔吐に注意。
婦人科系	子宮筋腫	経血量の増加・不正出血・月経痛・腰痛・足のしびれ・貧血に注意。
	子宮内膜症	月経痛・下腹部痛・腰痛・便秘・頻尿に注意。閉経後の女性には少ない。
	卵巣嚢腫	下腹部の膨満感・下腹部痛・腰痛・便秘・頻尿に注意。
がん	腎細胞がん	血尿・腰痛・発熱・体重減少・食欲不振・貧血に注意。
	膵臓がん	食欲不振・みぞおちの不快感・体重減少・上腹部痛・腰背部痛・糖尿病の悪化に注意。
	子宮がん	不正出血・下腹部痛・腰痛・下肢痛・おりものの増加に注意。
	がんの脊椎転移	前立腺がん、乳がん、甲状腺がん、腎臓がん、肺がん、胃がん、肝がんなどで起こりやすい。

第3章

症状についての疑問9

Q32 腰痛が自然によくなることはありますか？

突然、腰に強い痛みが現れる急性腰痛の場合は、そのほとんどが1ヵ月以内に痛みが治まるとされています。

急性腰痛の典型としてよく知られているのが「ギックリ腰」です。ギックリ腰は、重い荷物を持ち上げようとしたり、体をひねったりしたときに起きやすいとされており、発症直後には身動きできないくらいの強い痛みが現れます。消炎鎮痛薬を服用して安静にし、症状が落ち着いてきたら少しずつ体を動かしているうちに、1ヵ月以内に痛みは自然に治まるでしょう。

日本整形外科学会と日本腰痛学会が監修した「腰痛診療ガイドライン2019」でも、急性腰痛の患者さんは、平均52だった疼痛（とうつう）スコア（最大値が100）が6週間で23と顕著に改善し、26週後は12、52週後には6にまで落ち着いたとしています。

一方、慢性腰痛の患者さんは、当初の疼痛スコアの平均が51で、6週後には33まで改善しましたが、26週後は26、52週後23と、痛みが残ったことが報告されています。腰痛が慢性化してしまうと、なかなか痛みが消えないことがわかります。（菊地臣一）

Q 33 腰を前に曲げると痛みます。どんな原因が考えられますか？

Ｑ８で説明したように、腰痛はさまざまな原因で起こりますが、大きく「前屈すると痛む腰痛」と「後屈すると痛む腰痛」に分かれます。ここでは、前屈すると痛い腰痛について説明しましょう。

背骨を構成する椎骨（ついこつ）は、おなか側（体の前側）の「椎体」と背中側の「椎弓（ついきゅう）」の二つの部位からできており、おなか側の椎体と椎体は、「椎間板」という軟骨を挟んで上下につながっています。

私たちが前屈をするとき、その物理的な負担は体の前側にある椎間板と椎体にかかることになります。つまり、前屈したときに腰痛が現れる人は、体の前側で背骨を支えている椎間板や椎体、あるいはその周辺に、なんらかの問題があると考えられるのです。

腰が丸まるソファに座っていられない、セキやクシャミで腰が痛む、イスに座るのが怖い、靴下をはくとき痛い、あぐらをかけないなどが思い当たる人は、前屈すると痛むタイプの腰痛と考えられます。

前屈すると椎間板や椎体が痛む原因としてまず考えられるのが、「椎間板性腰痛」（Q11参照）です。椎間板性腰痛が悪化し、椎間板の内部にある髄核（ずいかく）という組織が飛び出て神経に当たり、下肢（かし）に痛みやしびれを引き起こす病気が「腰椎椎間板ヘルニア」（Q9参照）です。

前屈したときの腰椎の動き

●前屈したとき

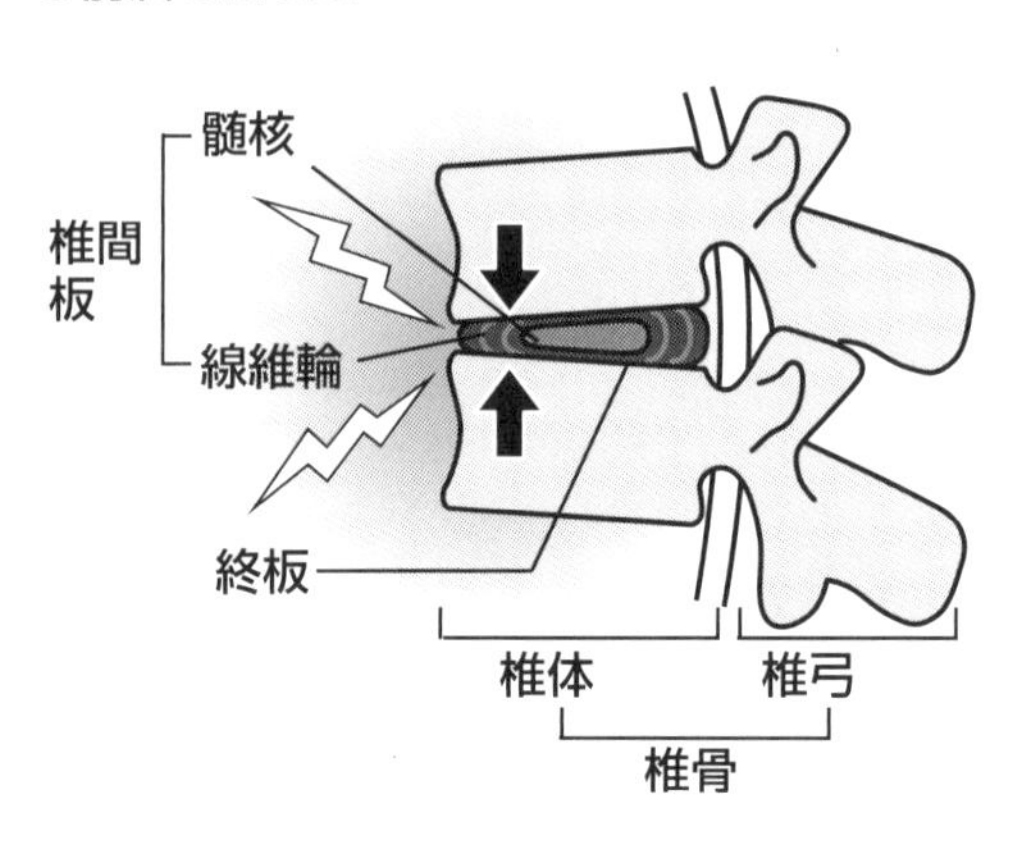

そのほか、閉経後の女性が前屈で腰痛や背部痛を訴える場合は、骨粗鬆症（こつそしょうしょう）（骨がスカスカになる病気）から椎体にヒビが入ってつぶれてしまう「腰椎圧迫骨折」（Q10参照）が心配です。さらに、前屈で痛む腰痛には、「腰椎終板炎（しゅうばんえん）」（Q12参照）もあります。

前屈すると痛む腰痛には、主に以上の4つの原因が考えられます。原因別の治療と併せて、**椎体や椎間板への負担を軽減する姿勢や動作を心がけることが重要になります。**

（西良浩一）

Q34 腰を後ろに反らすと痛いです。どんな原因が考えられますか？

Ｑ８の「自己診断チャート」で、「後屈すると痛む」と答えた人は、腰痛の原因をさらに探っていきましょう。

背骨を構成する椎骨(ついこつ)は、おなか側の椎体と背中側の椎弓(ついきゅう)の２つの部位からできています。おなか側の椎体と椎体は、椎間板を挟んで上下に連なっています。一方、背中側の椎弓は、左右に２ヵ所ある椎間関節という関節で上下につながっています。このように、椎骨どうしは、椎間板と２ヵ所の椎弓という３点によって支えられているのです。

私たちが後屈をするとき、その物理的な負担は、体の後ろ側にある２ヵ所の椎間関節にかかることになります。つまり、**後屈したときに腰痛が現れる人は、体の後ろ側で背骨を支えている椎間関節やその周辺に、なんらかの問題があると考えられます。**

後屈すると椎間関節やその周辺が痛む原因としてまず考えられるのが、椎間関節への負担から炎症が起こって痛む**「椎間関節炎」**（Ｑ15参照）です。**頭上の物干しざお**

に洗濯物を干そうとするときや高いところの物を取ろうとしたとき、ジャンプしてのけ反ったとき、ゴルフのスイングや野球のバッティングで腰痛が出る人は、まず椎間関節炎を疑うべきでしょう。

椎間関節への負担が長年蓄積され、骨が変形したり靱帯（骨と骨をつなぐ丈夫な線維組織）が厚くなったりすると、それによって神経や血管が圧迫されることがあります。そうして下肢にしびれや坐骨神経痛、長く歩けなくなる症状（間欠性跛行）が現れると、「腰部脊柱管狭窄症」（Q13参照）の疑いも出てきます。

もう一つ疑うべきは、「腰椎分離症」（Q14参照）です。これは、スポーツをする小・中・高校生に多く、椎骨が疲労骨折を起こし椎体と椎弓が分離する病気です。

以上のように、後屈すると痛む腰痛には、主に3つの原因が考えられます。原因別の治療と併せて、椎間関節への負担を軽減する姿勢や動作を心がけることが重要になります。

（西良浩一）

後屈したときの腰椎の動き

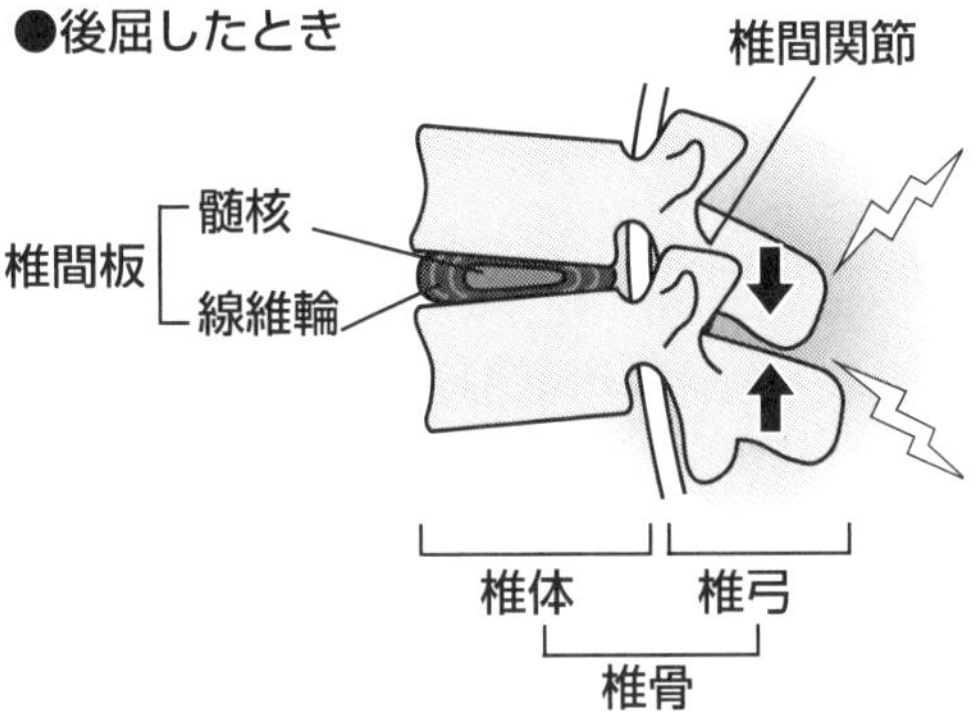

●後屈したとき

椎間関節
椎間板
髄核
線維輪
椎体
椎弓
椎骨

Q35 ギックリ腰はどんな動作で起こりやすいですか？

ギックリ腰は、ささいな動作で起こります。上半身だけ横を向いてクシャミをする、イスに座ったまま床に落ちた物を拾おうとする、重い物を持ち上げる途中で振り向く、顔を洗いながら腰をひねってタオルを取るなど、中腰の姿勢でひねったときに起こりやすく、動けないほどの激しい痛みを引き起こします。

原因はまだよくわかっていませんが、ふくらはぎに起こるこむら返りのように腰の筋肉がつっているという説や、腰の筋肉の捻挫（ねんざ）、椎間板ヘルニアで起こるという説もあります。痛みは1ヵ月ほどで自然に治まりますが、初めてギックリ腰を起こした場合は、消炎鎮痛薬を使って痛みを抑えて安静にし、症状が落ち着いたら整形外科を受診し、重篤な疾患（しっかん）が原因でないことを確認するためにも検査を受けるといいでしょう。

ギックリ腰をくり返し発症する人も、いつもと違う痛み方のときは必ず受診してください。別の重い病気が潜んでいる可能性があるからです。くり返し急性腰痛を起こす人は、筋トレなどの運動で、腰椎（ようつい）を支える腹筋や背筋などの体幹の筋肉を鍛えることが大切です。

（菊地臣一）

Q36 知らないうちに圧迫骨折になっていました。そんなことありますか？

加齢によって骨密度が低下してスカスカになる「骨粗鬆症」になると、転んだりどこかにぶつけたりといった少しの衝撃で腰椎の椎骨（椎体）がつぶれる「腰椎圧迫骨折」が起こりやすくなります。そのさい強い痛みや腫れを伴いますが、**ほとんど痛みが現れず本人も気づかないうちに圧迫骨折を起こしていることもあります。**

骨は組織の破壊と再生をくり返していますが、骨の再生が破壊に追いつかなくなると骨密度が低下して骨がもろくなります。この状態が骨粗鬆症です。特に起こりやすいのが、**背骨の第11胸椎（胸椎とは背骨の背中の部分）から第2腰椎まで**で、ときにはクシャミをしただけでも圧迫骨折を起こす場合があります。

骨粗鬆症は、予防が肝心です。食事では骨の形成に必要なカルシウムや、カルシウムの吸収を促すビタミンDをしっかりとるといいでしょう。適度な運動は骨に刺激を与えて骨形成の働きを活発にするので、ウォーキングなどの軽い運動を習慣にするなど、骨を丈夫にする生活を心がけてください。

（菊地臣一）

Q37 ヘルニアでつらいです。しびれとマヒにはどんな違いがありますか？

しびれは体の感覚をつかさどる知覚神経が障害を受けて現れる症状で、「触っても感覚が鈍い」「冷たさや熱さを感じにくい」「痛みを感じにくい」などの感覚鈍麻（感覚の低下）や、「ジンジン、ビリビリする」「針で刺されたような感じ」「焼けつくような感じ」といった異常知覚などの種類があります。

マヒは、体の動作をつかさどる運動神経が障害を受けるために起こる症状で、手や腕、足などの体の一部が自分の意志で動かせなくなる状態をいいます。

腰椎椎間板ヘルニアでは、知覚神経が障害されて、腰から下肢にかけてしびれや痛みが現れます。また、運動神経が障害されて下肢の筋力が弱くなり、ときに排尿・排便障害が現れることもあります。椎間板ヘルニアは多くの場合、保存療法で症状が改善します。しかし、足がマヒして動かせない、足を持ち上げにくい（下垂足という）などのマヒ症状が強く現れたときには手術を行います。排尿・排便障害が現れた場合も、緊急的に手術となることがあります。

（久野木順一）

Q38 慢性腰痛で苦しんでいます。腰痛が強まる時間や曜日はありますか？

2013年に厚生労働省が公表した「職場における腰痛予防対策指針」によると、腰痛が発症した時間帯で最も多いのは、午前8時～午前11時までの3時間で全体の40・5％を占め、中でも**午前9時～午前10時までの1時間がピーク**（15％）と報告されています。

曜日別の調査では、月曜から日曜までの7日間のうち、月曜日の発生件数が最も多く、全体の20・9％を占めています。

私たちの脳は本来、痛みを感じると、「オピオイド」という鎮痛物質を放出します。オピオイドには痛みを脳に伝える神経回路を遮断（しゃだん）する働きがありますが、近年の研究で、ストレスを感じると脳の鎮痛作用がうまく働かなくなり、痛みを強く感じてしまうことがわかっています。休み明けの月曜日の午前中は、労働者にとってストレスを感じやすい曜日・時間帯でもあるので、ストレスが症状に影響していると考えられます。

（久野木順一）

Q39 気候や天気は腰痛の強さに影響しますか？

昔から、天気と病気の症状の間には深い関係があることがわかっています。腰痛にかぎらず、関節痛や神経痛のほか、頭痛、めまい、耳鳴り、古傷の痛みなども、悪天候で悪化することが多いとされています。その理由は、はっきりとは解明されていませんが、気圧が低くなると、発痛物質の分泌（ぶんぴつ）が増えて、体のさまざまな部位で痛みが生じ、症状も悪化しやすくなると考えられています。

また、**低気圧で悪天候の日**は自律神経（意志とは無関係に血管や内臓の働きを支配する神経）の働きが乱れやすくなります。すると、交感神経（心身の働きを活発にする自律神経）が優位になって、血管や筋肉が収縮した状態になり、痛みやしびれを強く感じるようになるのです。気温が下がったときにも、血流が悪化しやすく、患部で発生した発痛物質がその場にとどまるため、痛みを強く感じる傾向にあります。

天気の悪い日や**気温の低い日**に腰痛が強くなるという人は、ぬるめのお湯にゆっくり漬かって体をよく温めるといいでしょう。入浴には血流を促すとともに、自律神経のバランスを整える働きがあります。

（久野木順一）

Q40 腰痛や坐骨神経痛で急を要する症状はありますか？

腰痛のほとんどは、急いで病院に行く必要はありません。しかし、中には早急に病院を受診する必要のある腰痛もあります。腰痛と併せて以下の症状が現れたときには、すぐに病院を受診してください。手術が必要だったり、ほかの病気が隠れていたりすることがあります。

①尿が出にくい、尿失禁、便がもれるなどの「排尿・排便障害」が現れたとき
②足が思うように動かせないなどの「マヒ症状」が現れたとき
③高熱はもちろん微熱が続くなどの「発熱」があるとき
④「姿勢を変えても痛みが変化しない」「痛みがだんだん強まる」とき

①と②は、「馬尾（ばび）症状」といって、馬尾（脊髄（せきずい）から下方に伸びている神経の束）が圧迫されて現れた症状です。48時間以上経過すると、神経症状の回復が不良とされているので、緊急手術が必要となります。③と④は、ほかの部位にできたがんが腰椎に転移したケースや感染症、血管・内臓疾患（しっかん）が考えられます。命にかかわることもあるので、早急な受診が必要です。

（久野木順一）

第4章

診察・検査・診断についての疑問 10

Q41 ギックリ腰などの腰痛で受診したほうがいいのは、どんなときですか？

腰痛のおよそ80％は、遅くとも3ヵ月もすれば自然に治まるとされています。当初は激しい痛みがあっても、市販の湿布薬を貼るなどして無理をせず動ける範囲で1～2週間も過ごせば、痛みはしだいに軽くなります。痛みが我慢できなかったり、日常生活に支障をきたしたりするとき以外は、受診の必要はないでしょう。

ただし、次の場合には、早急に受診したほうがいいでしょう。**①下肢のマヒや排尿・排便障害など、馬尾症状が疑われる場合**（48時間以内に手術が必要）、**②下肢に坐骨神経痛やしびれがある場合**（腰部脊柱管狭窄症や腰椎椎間板ヘルニアの疑い）、**③安静にしても腰痛が軽快せず、むしろ悪化する場合**（内臓病・がんの脊椎転移などの疑い）、**④発熱・嘔吐・血尿などを伴う場合**（脊椎炎などの感染症、内臓病の疑い）。

高齢者では、ギックリ腰が実は骨粗鬆症に伴う脊椎の圧迫骨折であることがよくあり、立ち上がりや寝起き動作で腰痛が悪化する場合も、早めに受診してください。スポーツや事故で故障を負った場合も、受診したほうがいいでしょう。

（久野木順一）

Q42 初めから大きな病院を受診すべきですか？

腰痛で医療機関を受診するときは、急性でも慢性でも最初は整形外科にかかるのが基本です。大学病院や総合病院には、背骨の病気を専門に扱う「脊椎診（せきついしん）」を設けているところもあります。

しかし、大きな病院での受診には、余計な費用負担がかかります。**紹介状**を持たずに大きな病院を受診すると、診療費のほかに**「選定療養費」**が徴収されるからです。これまでは、病床数が５００床以上の病院が対象でしたが、２０２０年４月からは２００床以上の病院にまで拡大されました。患者さんが負担する金額は、病院によって異なりますが、**初診時5000円以上、再診時2500円以上**となっています。

こうしたことから、腰が痛いときは、いきなり大きな病院に行くのではなく、まずは近くの整形外科医院を受診するのが基本です。かかりつけ医として信頼する医師がいる場合には、内科医だとしても「腰痛についてくわしい病院はどこですか？」と相談してみてください。医師のネットワークで、腰痛にくわしい医師のいる病院を探してくれるでしょう。

（久野木順一）

Q43 何科を受診すべきですか？ 整形外科でいいですか？

腰痛の多くは、腰椎やその周辺の組織の異常によるものです。

ところが、内臓や血管などの病気によって、腰痛が生じるケースもあります。例えば、消化器系の病気のうち、胃・十二指腸潰瘍、胆石、胆嚢炎、膵炎などでも腰痛が起こることがあります。腹痛や血便、吐きけ、嘔吐などの症状を伴います。泌尿器系で腰痛を伴う病気には、尿路結石、腎結石、腎盂腎炎、前立腺がんなどがあります。排尿障害や血尿がよく見られます。婦人科系では、子宮内膜症や子宮がんなどで腰痛が見られます。おりものの増加や不正出血などの症状があります。

血管の病気では、腹部大動脈瘤によって腰と下腹部に突発的な激痛が走ります。前立腺や肺など、ほかの臓器にできたがんが背骨に転移した脊椎腫瘍でも激しい腰痛を伴います。

主な症状が腰痛や下肢の痛み・しびれだけの場合には、整形外科を受診するといいでしょう。腰痛だけではなく、発熱や嘔吐、血尿などのほかの症状が見られる場合には、**かかりつけの内科や必要に応じて救急外来を受診**してください。（久野木順一）

Q44 受診時に伝えるべきことはなんですか？

医師が患者さんにたずねる問診は、病気の診断や治療方針を立てるうえでの重要な情報源です。医師がする質問には、以下のようなものがあります。

①腰のどこがどのように痛むか。どんな姿勢のときに痛むか。
②どんなことをきっかけに腰痛が出たか。
③いつごろから痛むか。
④腰からお尻（しり）、足にかけての痛みやしびれはあるか。
⑤腹痛や発熱、血尿などの腰痛以外の症状はあるか。
⑥今まで腰痛の治療を受けたことがあるか。ある場合はその経過。

このほか、腰痛以外の既往症や、現在服用している薬、アレルギーの有無を質問することもあります。とっさに答えられないものもあるでしょうから、初診時には、あらかじめメモにして持参するのがおすすめです。

さらに、「手術はさけたい」「できれば漢方薬を希望」など、特に初診時には、医師に治療するうえでの希望も伝えておくといいでしょう。

（久野木順一）

Q45 腰痛の診察はどのように進みますか？

腰痛を訴えて整形外科を受診すると、通常は、まず視診・問診・触診から始まり、必要に応じて**運動検査**や**画像検査**が行われます。

医師は、患者さんが診察室に入ってきた瞬間から姿勢・歩き方・座り方・身のこなしを観察します。そして、仕事は何をしているか、日常生活でどこがどんなときに痛むのか、つらくてできない日常動作はないかなどについて、時間をかけて聞き取っていきます。

次いで、問診に隠されたヒントから得られた推測が合っているかを、今度は触診や身体所見で確かめます。背骨を押したり体を動かしてもらったりして、痛む場所を特定していくのです。

画像検査はそれからです。問診や触診から推測された異常が本当にその部位に現れているかを、レントゲンやCT（コンピューター断層撮影）、MRI（磁気共鳴断層撮影）などの検査画像で確認するわけです。画像検査で原因がわからないときは、再度、問診に戻ったり、神経ブロック検査で原因部位を特定したりするなどして初めて正確

腰痛診断に必要な主な検査

- 視診
- 問診
- 触診
- 運動検査
- 画像検査
  （レントゲン、ＣＴ、ＭＲＩなど）
- 神経ブロック検査　など

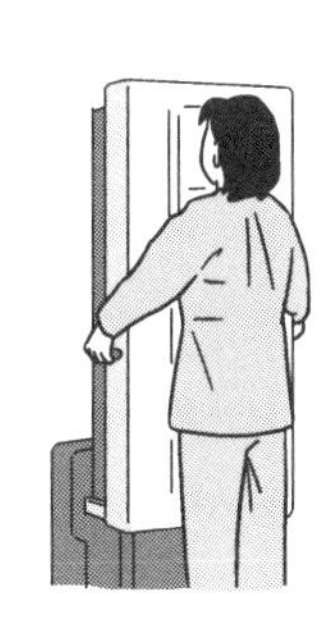

な診断が下せるのです。

　原因を究明できるかどうかが、その後の腰痛の行く末を大きく左右します。

　ところが、現在の腰痛診断は一般に、画像検査に頼りすぎで、問診や触診が十分に行われておらず、そのことが腰痛患者の増加や腰痛の慢性化につながっていることが指摘されています。

　もしあなたが、画像検査の所見だけで、腰部脊柱管狭窄症や腰椎椎間板ヘルニアと診断され、通院を続けても足腰の痛みやしびれがいっこうによくならないなら、別の原因を探ったほうがいいかもしれません。

（西良浩一）

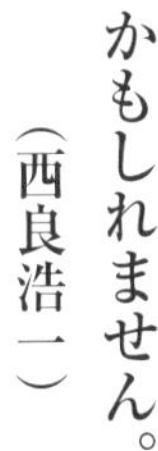

Q46 レントゲンとCTとMRIはどう違いますか？

腰痛の画像検査では、主に、レントゲン、CT（コンピューター断層撮影）、MRI（磁気共鳴断層撮影）が行われます。

レントゲンは、**X線を用いて大まかな骨の状態を見る方法で、**腰痛全般の診断に有用です。体の正面と側面の2方向から撮りますが、腰を伸展あるいは屈曲させた状態で側面から撮るなどの工夫をすることで、さらに原因を究明しやすくなります。脊椎（せきつい）の可動性、不安定性の評価に優れています。

CTは、**レントゲンより詳細に骨の状態を写し、体の縦横の断面を撮影できます。**腰椎（ようつい）分離症や椎間関節変形、軽傷の圧迫骨折の診断に特に役立ちます。

MRIは、磁気を用いるため被曝（ひばく）がなく、**水分を映し出せるので脊髄（せきずい）神経や椎間板などの軟部組織の診断に適しています。**また、自由な角度で腰椎断面を細部まで見られるので、腰部脊柱管狭窄症（せきちゅうかんきょうさくしょう）や腰椎椎間板ヘルニアの確定診断に特に有用です。さらに、STIR（次ページ参照）では炎症が見えるので疼痛（とうつう）部位の判断にも使えます。椎間板内の炎症、椎間関節炎での炎症、終板（しゅうばん）炎での炎症がよくわかります。

（西良浩一）

Q47 MRIにもいくつか種類があるそうですね？

あまり知られていませんが、腰椎（ようつい）の状態を詳細に観察できるMRI（磁気共鳴断層撮影）には「T1」「T2」「STIR」の主に3種類の撮像方式があります。

T1は水分と炎症が黒く映り、T2は水分と炎症と脂肪が白く映ります。一方、STIRでは水分と炎症が白く、脂肪が黒く映るので、腰痛を直接引き起こしている炎症をさらに詳細に見ることができ、確定診断にとても有用です。特に軽度の骨折や初期の疲労骨折を浮腫（ふしゅ）と炎症から診断するのに役立ちます。ですので、私は、STIRもスクリーニング撮像の一つに含めています。

医療機関によっては時間などの制約からMRIを2種類しか撮れないといわれることもあります。その場合はT1とT2ではなく、T2とSTIRを撮ってもらうように希望しています。T2で解剖（かいぼう）学的異常が見つかれば腰痛の原因究明が格段にしやすくなると思います。特に慢性腰痛にずっと悩んでいるのに「異常なし」といわれている人は、T2とSTIRでの撮影を相談してみるといいでしょう。

（西良浩一）

Q48 脊椎にくわしい医師の探し方は？

整形外科の対象となる範囲は実に広く、全身すべての関節や筋肉、骨や靱帯や腱、脊椎・脊髄、末梢神経などあらゆる運動器（体を動かすことに関わる部位）を扱います。年齢も新生児・小児から高齢者までが対象です。

そこで、日本整形外科学会では、幅広い整形外科の知識を備えた医師を**「整形外科専門医」**として認定したうえで、さらに専門領域に応じた研修を受けて資格試験に合格した医師を、各分野の「専門医」として認定しています。このうち、特に腰椎椎間板ヘルニアや腰部脊柱管狭窄症などの脊椎の病気にくわしい医師が**「脊椎脊髄病医」**です。**日本整形外科学会のホームページ（www.joa.or.jp）**から探すことができます。

日本脊椎脊髄病学会でも、腰痛や坐骨神経痛、足のしびれ・痛み、歩行障害、頸部痛などの主に背骨の診断・治療について専門的な知識を身につけた医師を**「脊椎脊髄外科指導医」**と認定しており、**日本脊椎脊髄病学会のホームページ（www.jssr.gr.jp）**で探すことができます。近くに専門医がいないか、探してみるといいでしょう。

（久野木順一）

Q49 信頼できる医師の見分け方は？

腰を痛めたとき、どの医師にかかればいいのか、迷うことが多いと思います。かかりつけ医や知人の紹介で経験豊富な医師の診察が受けられたとしても、相性がよくなかったり、なんとなく不信感があったりすると、治療がうまくいかなくなることがあります。病気についての説明が乏しい、患者さんからの質問をうるさがるなど、コミュニケーションに難がある医師は信頼性に疑問があります。やたらと薬ばかり出したり、ほかの医師への紹介を嫌がったりする医師も、信頼できるとはいえません。

信頼できる医師とは、患者さんとのコミュニケーションを円滑に取れる人です。患者さんの訴えをよく聞いて、病気の内容や検査結果、薬などについてきちんと説明してくれる医師は、不安を抱える患者さんから見れば頼もしい存在です。

また、腰痛のことばかりではなく、全身の健康を気にかけてくれたり、場合によってはほかの科や病院、医師を紹介してくれたりするなど、患者さん目線で対応してくれることも、信頼ポイントの一つです。医師を探すときには、こうした点を気にかけるといいでしょう。

（久野木順一）

Q50 ヘルニアは自然に治癒することがあるって本当ですか？

腰椎椎間板ヘルニアは、椎間板の中にある髄核が線維輪の外に飛び出て、近くにある神経を圧迫する病気です。髄核の飛び出方には、靭帯（骨と骨とをつなぐ丈夫な線維組織）を突き破るタイプと、靭帯を突き破らないタイプがあります。

自然治癒することがあるのは前者のタイプで、血液中の白血球の成分が髄核を異物と見なして攻撃するため、自然に縮小したり吸収されたりすることがあるのです。自然吸収までにかかる期間は3～6ヵ月程度で、確率としては半数以上です。吸収されたあとは症状も治まります。

線維輪から飛び出てはいるものの靭帯を突き破らない「脱出型」や、ヘルニアが線維輪を押し出している「膨隆・突出型」はヘルニアの縮小・吸収が起こりにくい傾向があります。最近、このタイプのヘルニアは、髄核の成分が炎症を起こし、痛みの原因になっていることがわかってきて、ヘルニアが縮小しなくても、髄核成分が枯渇して漏れが止まれば、自然に痛みが軽快することがあります。

（菊地臣一）

第5章

治療についての疑問 9

Q51 ①腰椎椎間板ヘルニアはどのように治療しますか？

腰椎椎間板ヘルニアになると、以前は、手術をすることが多かったのですが、白血球の一種のマクロファージ（食細胞）が飛び出た髄核を異物と見なして溶かすことで**自然治癒する病気**であることが明らかになり、最近は、**保存療法で治療するのが一般的になっています**。実はかくいう私も、自分自身の椎間板ヘルニアを消炎鎮痛薬だけで治しました。

飛び出た髄核は、**通常は2～3ヵ月でだんだん小さくなりやがて消失します**。椎間板の線維輪のヒビも修復されます。ただし、自然治癒をめざすには、しばらく腰痛などのために活動性が低下します。**非ステロイド性消炎鎮痛薬（NSAIDs）**などで痛みを散らしながら安静にし、**椎間板に圧をかける前かがみ姿勢や急な動作、ひねり動作や荷物の持ち運び作業**などをさけて過ごすのです。

しかし、仕事や家事などで長期間安静に過ごすのが難しい場合や、できるだけ早く社会復帰したい場合、痛みが著しく強い場合、あるいはマヒが進行性の場合は、手術をすすめることが多くなります。日本整形外科学会と日本脊椎脊髄病学会がまとめた

腰椎椎間板ヘルニアの主な治療法

●保存療法
- 薬物療法
- 運動療法
- 理学療法
- 神経ブロック

など

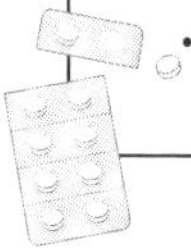

●外科的療法（手術）
- ＭＥＤ
（顕微内視鏡補助下椎間板摘出術）
- ＦＥＤ
（全内視鏡下椎間板摘出術）

など

「腰椎椎間板ヘルニア診療ガイドライン」に記載されているように、もし馬尾(ばび)神経が障害され、**下肢(かし)のマヒ症状や排尿・排便障害が現れている場合は**、後遺症が残るのを防ぐために、**48時間以内の緊急手術が必要**とされているので、直ちに脊椎の専門医に相談してください。

手術については、後の記事でくわしく説明されますが、全身麻酔のＭＥＤ（顕微内視鏡補助下椎間板摘出術）や**局所麻酔のＦＥＤ（全内視鏡下椎間板摘出術：旧経皮的手技）**が行われます。

椎間板ヘルニアがやっかいなのは、いったん治っても、**再発する場合があることです**。Ｑ86の**体幹を鍛えるトレーニング**や、Ｑ90で紹介する**太もも裏側のハムストリングスを伸ばすストレッチ**を行うといいでしょう。

同時に、**太らないことも**重要です。体重が重いと、椎間板に負担がかかり、ヘルニアが起こりやすくなるからです。

（西良浩一）

Q 52

② 腰椎圧迫骨折にはどんな治療がありますか？

腰椎圧迫骨折が起こったら、まずは骨がくっつくまでの期間、体幹装具を着けて安静にします。

このときに注意しなくてはならないのが、体幹装具を着ける位置です。圧迫骨折は、みぞおちの後ろあたりの第1腰椎で起こることが多いため、胸までの高さがある体幹装具を着ける必要があります。また、圧迫骨折を起こしているときは腰が丸まって円背になりやすいので、できるだけ背すじを伸ばしたいい姿勢を心がけ、円背のまま骨が固まらないように注意します。

個人的にはジュエットタイプの体幹装具（胸骨・恥骨・後方のパッドの3点支持により胸椎・腰椎の伸展位を維持するための体幹装具）を使用して

■ジュエットタイプの体幹装具の着用イメージ

正面

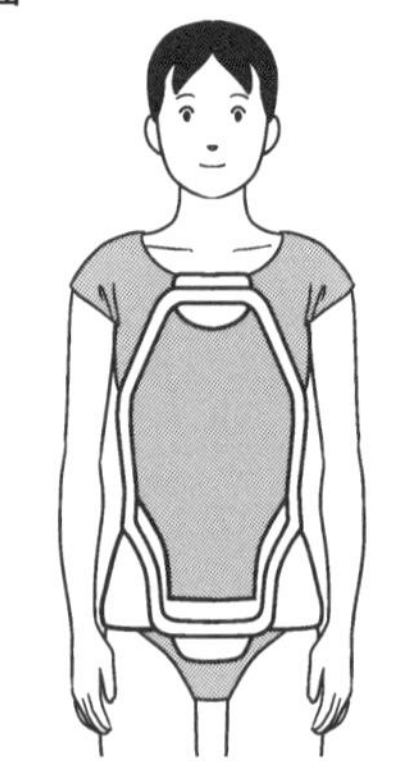

側面

胸骨・恥骨・後方のパッドの３点支持により体幹を支える

圧迫骨折の主な治療法

●保存療法
・体幹装具着用
・薬物療法
など

●外科的療法（手術）
・BKP治療
（経皮的椎体形成術の一つ）
など

再発予防には、骨粗鬆症の早期治療が重要

おります。

体幹装具の治療で痛みが治まらない場合には、骨折によってつぶれた椎体にセメントを充塡するBKPという手術（Q144参照）を行うこともあります。

なお、高齢者で圧迫骨折が起こる背景には必ず骨粗鬆症があるので、発症や再発を防ぐためには、骨密度の維持が必要になります。日本は骨粗鬆症が多い国ですが、未治療の患者さんが多く存在します。

私は主に骨の吸収を遅らせる「SERM」と「ビスホスホネート」、骨の形成を促す「PTH製剤」の3種の薬を用いています。これらの薬で骨粗鬆症を早期から治療することで、圧迫骨折を回避できるのはもちろん、転倒から寝たきりの原因となる大腿骨頸部骨折の発生を防ぐことにもつながるので、骨密度の低下を指摘されたら、医師に相談してみるといいでしょう。

（西良浩一）

Q53 ③椎間板性腰痛はどんな治療で対処しますか？

椎間板性腰痛は、原因不明の非特異的腰痛と診断されてしまいやすい腰痛です。前屈して腰痛が起こる場合で、比較的診断がつきやすい腰椎椎間板ヘルニアや腰椎圧迫骨折に該当しないときは、椎間板性腰痛か、次ページの腰椎終板炎を疑ってみるのがいいでしょう。

椎間板性腰痛の治療では、症状が軽い場合は、**非ステロイド性消炎鎮痛薬（NSAIDs）**を服用してようすを見ます。スポーツ選手など早く痛みを取りたいときや社会復帰を急ぐ場合は、**椎間板内ブロック注射**で患部に直接、消炎薬を注入することもあります。椎間板性腰痛で保存療法に抵抗性がある場合は、ラジオ波（温熱）で炎症部位を焼く**「サーマル・アニュロプラスティー」**という局所麻酔の全内視鏡手術を行うこともあります。

最も有効なのは運動療法です。ほとんどの椎間板性腰痛は運動療法で完治します。運動療法では、**体幹を鍛えるドローイン**（Q86）や**太もも裏を伸ばすストレッチ**（Q90）が、患部の負担の軽減と症状の緩和に役立ちます。

（西良浩一）

腰痛全般　椎間板ヘルニア　ギックリ腰　椎間板性腰痛　脊柱管狭窄症　椎間関節炎　圧迫骨折　分離症　すべり症　側弯症　その他

Q54 ④腰椎終板炎はどのように治療しますか？

腰椎終板炎（ようついしゅうばんえん）も、椎間板性腰痛と同様に、原因不明の非特異的腰痛とされてしまいやすい腰痛です。

診断がとても難しいのですが、治療は椎間板性腰痛と類似します。まずは、**非ステロイド性消炎鎮痛薬**（NSAIDs（エヌセイズ））で炎症を鎮める治療を行います。

スポーツ選手が痛みを早く取りたいときや社会復帰を急ぐ場合は、**椎間板内ブロック注射**で患部に直接、抗炎症薬を注入する治療を行います。これらの治療で炎症部位を硬化組織あるいは脂肪組織に変えていけば腰痛は治まります。

抗炎症薬の服用や注射で腰痛に改善が見られない場合は、ごくまれにですが、腰椎（ようつい）を構成する椎骨どうしをネジで固定して安定させる**「腰椎固定術」**という手術を行うこともあります。

さらに、腰椎終板炎の悪化や再発を防止するには、**運動療法**も有効です。**特に体幹を鍛えるドローイン**（Q86）を行うと、鍛えた筋肉がコルセットのように背骨を安定させてくれるので、痛みの軽減にもつながります。

（西良浩一）

Q55 ⑤腰部脊柱管狭窄症にはどんな治療がありますか？

腰部脊柱管狭窄症は、よく「手術でないと治らない」といわれますが、下肢のマヒ症状や排尿・排便障害が出ていなければ、薬物療法や運動療法などの**保存療法でよくなる例が多い**ものです。

まずは、非ステロイド性消炎鎮痛薬（NSAIDs）や血管拡張薬（プロスタグランジンE1製剤）、神経障害性疼痛治療薬（プレガバリンなど）を服用し、腰痛や坐骨神経痛、下肢のしびれといった症状の改善をめざします。

同時に、**運動療法**も重要です。脊柱管狭窄症の患者さんには、主に、太ももの裏側のハムストリングスと太ももの前面のクアド（大腿四頭筋）という筋肉が硬い人が多く、それが腰椎の患部に負担が集中する原因になっているので、**ハムストリングスとクアドのストレッチ**を、太ももの硬さの状態に応じて習慣にして行うことをおすすめします（Q89〜92参照）。また、脊柱管狭窄症の患者さんは、そもそも体幹が弱く腰椎の安定性に欠けるので、症状の発生を抑えるためには**体幹を鍛えるドローイン**（Q86）を行うことも重要です。

腰部脊柱管狭窄症の主な治療法

●保存療法
- 薬物療法
- 運動療法
- 神経ブロック

など

●外科的療法（手術）

■部分椎弓切除術（開窓術）
- ＭＥＬ（顕微内視鏡下椎弓切除術）
- ＦＥＶＦ（全内視鏡下腹側椎間関節切除術）

■腰椎固定術

など

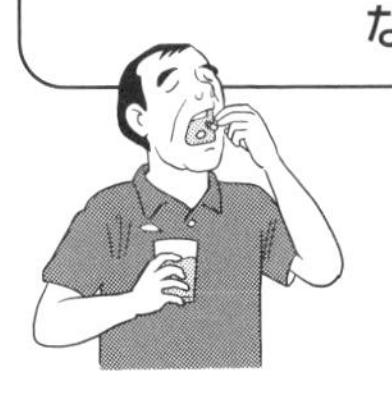

下肢のマヒ症状や排尿・排便障害など馬尾神経が障害されて症状が出ている場合や、間欠性跛行（こま切れにしか歩けなくなる症状）が現れ一度に１００メートルほどしか歩けないような重度の歩行障害がある場合には、狭窄部位を広げる手術（部分椎弓切除術、開窓術ともいう）を行います。手術は体に負担の少ない全身麻酔の顕微内視鏡補助手術「ＭＥＬ」や顕微鏡下椎弓切除が行われております。私たちは最近、局所麻酔の全内視鏡手術「ＦＥＶＦ」（全内視鏡下腹側椎間関節切除術）も開発し、患者さんの負担をさらに小さくすることに成功しています（Ｑ１４１、Ｑ１４２参照）。

腰椎にすべりや側弯があったり、腰椎が不安定になっていたりしてそれがつらい症状の原因になっている場合は、椎骨どうしをネジで留める「腰椎固定術」が選択されることもあります。（西良浩一）

Q56 ⑥腰椎分離症はどんな治療で対処しますか？

腰椎（ようつい）分離症は、ポキッと一瞬で折れるわけではなく、バナナをゆっくり折り曲げたときのようにジワジワと割れていきます。そのため、骨折をしたという自覚がないまま分離症に悩みつづける小・中・高校生がいます。

うっすらとヒビが入った程度の初期や、骨折した進行期までに発見できれば、**体幹装具で局所を安静化することで骨の修復（癒合（ゆごう））が望めます。**

しかし、完全に分離した終末期になると、骨の修復は望めません。とはいえ、終末期になると、高校生くらいまでは痛みを伴うのですが、**成長期が終わって大人になるとしだいに痛みが消えていきます。**

したがって、たとえ発見が遅れて終末期まで進行していても、成長期の間は**非ステロイド性消炎鎮痛薬（NSAIDs（エヌセイズ））**や体幹装具を用いて痛みをコントロールしていけば、成人してトップアスリートをめざすことも可能です。ただし、非常にまれに分離部に水腫（すいしゅ）が生じて慢性腰痛の原因になることもあり、その場合は、分離部に骨を移植してつなげ、ネジで固定する「分離修復術」という手術を行うことがあります。

アキレス腱ストレッチのやり方

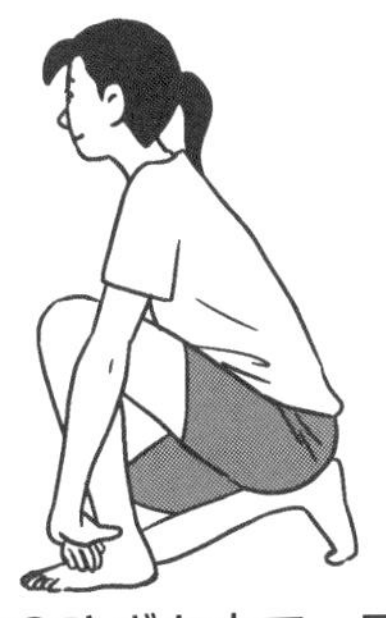

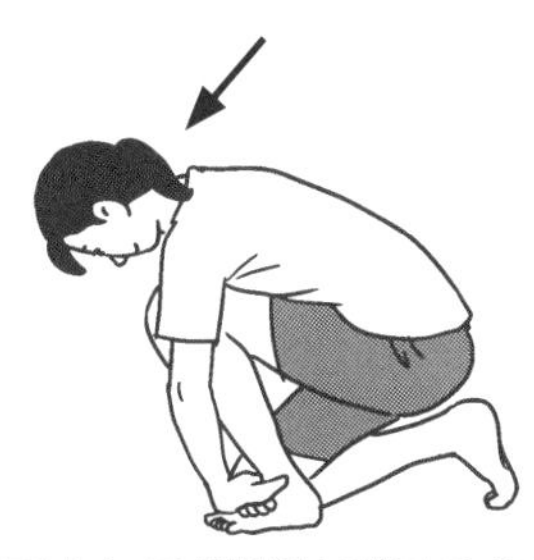

①片方のひざを立て、足の裏をしっかり床につけて両手で固定する。

②アキレス腱が伸びるのを感じながら、体重を前方にかけて、10秒間キープ。

①の姿勢に戻って５回くり返したら、足を入れ替えて同様に行う。

腰椎分離症の問題点は、発育期にすべり症に進展する場合があることです。この場合は、大人になっても慢性的に腰痛を生じるリスクがあります。さらに、中高年になると分離部が肥厚して脊髄神経を圧迫し腰部脊柱管狭窄症を併発することもあります。こうした場合には、「分離部除圧術」あるいは腰椎をネジで固定する「腰椎固定術」のほか、Q55の脊柱管狭窄症の治療を行うことになります。

最近は、ハムストリングスやアキレス腱の硬い子供が多く、それが腰椎分離症の根本的な原因になっているようです。ですから、腰椎分離症の発生や再発を防ぐために、小さいころから上図の「アキレス腱ストレッチ」やQ90のハムストリングスのストレッチを日課にしてほしいと思います。

（西良浩一）

Q57 ⑦椎間関節炎の治療法を教えてください。

後屈したときに慢性的に腰が痛む椎間関節炎は、腰部脊柱管狭窄症と併発することが多いため、治療がやっかいです。腰部脊柱管狭窄症の手術を受けたのにまだ腰痛が残っているという場合には、その背後に椎間関節炎が潜んでいる疑いが濃厚です。

椎間関節炎の治療では、**非ステロイド性消炎鎮痛薬（NSAIDs）**が用いられることもありますが、根治のためには、炎症や水腫が生じている部位に、正確に**ブロック注射**を打ちます。ブロック注射で炎症を取っていくことで、腰痛を完治に導くことができるのです。椎間関節炎のみで手術が必要になるケースはほとんどありません。強い痛みが引くまでは、本来の腰椎の形状を維持するために**体幹装具**を着用するのも効果的です。

運動療法では、**体幹を鍛えるドローイン**（Q86）や、**太もも前面の筋肉「クアド」（大腿四頭筋）を伸ばすストレッチ**（Q92）で柔軟性を高めることが悪化や再発の予防になります。

（西良浩一）

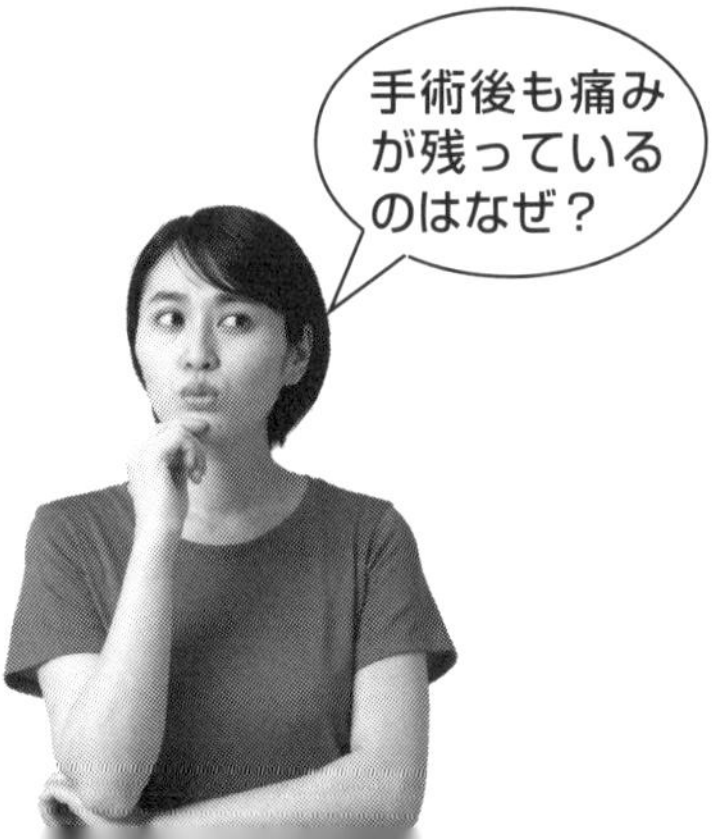

Q58 すべり症はどのように治療しますか？

腰椎変性すべり症とは、加齢によって椎間板や椎間関節がゆるみ、腰椎の椎体（椎骨の円柱状の部分）が本来の位置よりも3ミリ以上ずれる病気です。椎体が前にずれることで脊柱管が狭くなると、腰部脊柱管狭窄を併発します。閉経後の女性に多く見られることから、女性ホルモンの減少が発症に関係があると考えられています。

変性すべり症の治療は、保存療法が原則です。腰痛の軽減には、**非ステロイド性消炎鎮痛薬**（NSAIDs）や筋弛緩薬を処方し、特に強い痛みがある場合にはコルセットを着用し、腰に負担がかからないように姿勢や動作に注意します。そして、痛みが軽減したら、運動療法で背骨まわりの筋肉を鍛えて痛みの再発を防ぎます。

間欠跛行、会陰部のしびれやほてりのなど症状が現れた場合には、馬尾型の脊柱管狭窄が疑われます。保存療法が効きにくいのが特徴です。軽度の場合は、**ビタミンB_{12}製剤**や**プロスタグランE$_1$製剤**を用います。下肢のマヒや、排尿・排便障害が起こったり、保存療法で改善が見られない場合は、神経の圧迫を取り除く椎弓切除術や背骨をネジで留める**腰椎固定術**などの手術を行うこともあります。

（菊地臣一）

Q59 側弯症にはどんな治療法がありますか？

腰椎変性側弯症は、多くの場合、加齢によって椎骨や椎間板の変性が起こり、背骨が横に弯曲して腰痛を引き起こす病気です。変性すべり症によく合併することが知られています。側弯が進行すると、椎体のフチに骨棘というトゲができたり、背骨が回旋したようにねじれたりします。すると、すべりによって脊柱管が狭くなって馬尾を圧迫したり、側弯によって神経根を圧迫したりして、腰や下肢の強い痛みやしびれ、間欠跛行（こま切れにしか歩けなくなる症状）、筋力低下といった症状が現れることがあります。体幹のバランスが悪くなって、日常生活に支障をきたす場合もあります。

治療は、保存療法を行いながら経過を見ていきます。症状が軽ければ**非ステロイド性消炎鎮痛薬**（NSAIDs）などを服用し、背骨を支える筋肉を鍛えたり、腰まわりの筋肉をゆるめたりする**運動療法**を行います。コルセットを装着する**装具療法**を行うこともあります。症状が強い場合や、マヒや排尿・排便障害が現れた場合には手術を検討します。変形した骨や軟骨を削り神経の圧迫を取り除く「**椎弓切除術**」や、椎骨をネジで固定して安定させる「**脊椎固定術**」を行うこともあります。

（菊地臣一）

第6章

保存療法についての疑問9

Q60 手術以外の保存療法にはどんな方法がありますか？

腰痛治療では、多くの場合、まずは保存療法が試みられます。急性期には、投薬や注射で痛みや炎症を抑える「**薬物療法**」が行われます。ただし、薬物療法はあくまで痛みを抑える対症療法であり、腰痛の原因そのものを治すわけではありません。強い痛みや炎症が治まったら、「**理学療法**」で運動機能の回復をめざします。

理学療法とは、体操などで体を動かす「**運動療法**」や、物理的な刺激を与える「**物理療法**」などの総称で、機能回復や痛みの緩和などをめざすリハビリテーションのことです。物理療法には、腰椎（ようつい）を引っぱる「**牽引（けんいん）療法**」、高周波で皮下組織を刺激する「**超音波療法**」、患部を温める「**温熱療法**」などがあります。また、コルセットなどを着用する「**装具療法**」もあります。物理療法や装具療法は、腰痛を劇的に改善させるというわけではありませんが、痛みの緩和に一定の効果があります。

どの治療方法が適切かは、痛みや炎症の度合いによって異なります。エビデンス（科学的根拠）が明らかでない治療法も多いので、主治医から十分に説明を受けたうえで、治療法を決めましょう。

（久野木順一）

Q61 牽引療法を受けに通院していますが、続けたほうがいいですか？

牽引療法とは、体を固定したうえで、専用の牽引器で腰椎を引っぱる物理療法のことで、椎骨と椎骨の間（椎間）を広げることで、椎間板や坐骨神経にかかる圧を減らす効果があるとされてきました。かつて、神経症状のある腰痛には牽引療法が盛んに行われてきましたが、最近になって、有効性についてのエビデンス（科学的根拠）不足が指摘されるようになりました。腰痛の治療指針をまとめた「腰痛診療ガイドライン２０１９」でも、牽引療法については腰痛（坐骨神経を含む）**患者に推奨するのに十分なエビデンスが示されていない**と記されています。

その一方で、牽引器を備えている整形外科は多く、医師からすすめられるケースもあるようです。その場合には、症状が改善するなら牽引療法を続け、効果がなければほかの治療法に切り替えることを主治医に相談するといいでしょう。

（久野木順一）

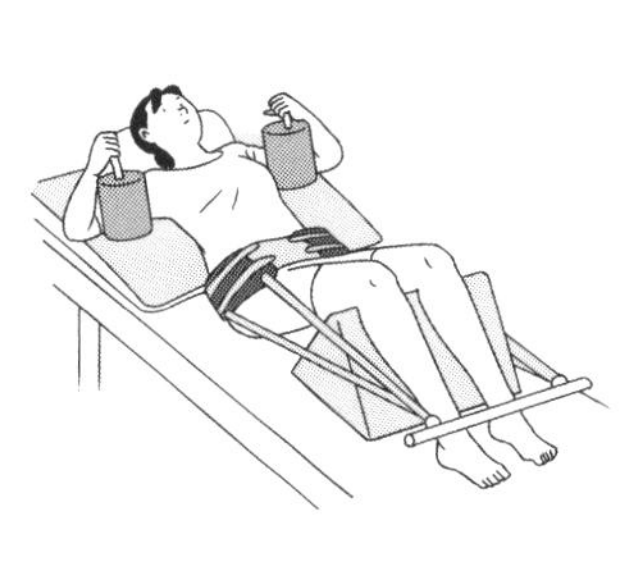

Q62 超音波療法は効果がありますか？

「超音波療法」は、皮膚の上から超音波を当てて患部に熱やエネルギーを送って刺激する物理療法で、痛みを緩和する効果があるとされます。

「腰痛診療ガイドライン2019」には、超音波療法と偽の超音波治療の効果を比較した試験結果が掲載されています。それによると、偽治療群と比較して超音波療法で疼痛が軽減した試験もあったものの、有意差が認められない試験もあったため、「決定的なエビデンス（科学的根拠）を確立するために、さらに質の高いRCT（ランダム化比較試験）を実施すべき」とあり、さらなる臨床研究が必要とされています。

超音波療法は、痛みを感じはじめてから3ヵ月以上経過した慢性腰痛には、効果が現れないことが多いとされています。慢性腰痛は、精神的ストレスなどさまざまな原因が関与しているので、超音波療法では改善効果が得にくいのだと考えられます。

一方で、ギックリ腰のような急性腰痛では、発症当初の炎症が落ち着いたあとに超音波療法を行ったところ、一定の効果が得られたという報告があります。

（久野木順一）

Q63 温熱療法は効きますか？

医療現場で行われる温熱療法には、40〜80度C程度（医療機関によって設定温度は異なる）に温めたパックをタオルで包んで患部に当てる「ホットパック」、電磁波で体の深部に熱を伝える「マイクロ波療法」、赤外線を照射する「赤外線療法」などがあります。温熱療法には、温めることで腰椎周辺の血流をよくして、痛む部位にとどまっていた発痛物質を洗い流す効果があります。また、温めることで関節や筋肉のこわばりがほぐれるので、体を動かしやすくなるという効果もあります。しかし、冷えるともとに戻ってしまうので、腰痛の根本的な解決にはなりません。「腰痛診療ガイドライン２０１９」でも、温熱療法を推奨する高品質のエビデンス（科学的根拠）は存在しないと記されています。リハビリなどの前に温熱療法を行って、体の柔軟性を高めておくという補助的な使い方がいいでしょう。

ただし、急性期（腰痛の起こりはじめ）に患部を温めると、かえって悪化させる恐れがあります。発症当初は患部を冷やし、温熱療法は、痛みが落ち着いてから行うほうがいいとされています。

（久野木順一）

Q64 コルセットはずっと着けつづけていいですか？

コルセットは「装具療法」の一つで、メッシュなどの弾力性のある素材で作られた軟性コルセットと、プラスチックや金属などで作られた硬性コルセットの2種類に分けられます。

軟性コルセットは、腰椎椎間板ヘルニアや腰部脊柱管狭窄症、腰椎分離症、腰椎すべり症などで用いられ、腰椎を軽く固定して、背骨を補強しながら腰椎への負担の少ない姿勢を維持することができます。**硬性コルセット**は、腰椎圧迫骨折や腰椎の手術後、特に腰椎の固定術などで、しっかりと腰椎を固定したい場合に適しています。どちらのタイプが適しているかは、主治医に相談してみましょう。整形外科医の指示によりコルセットを購入する場合には、健康保険が適用されます。

ただし、コルセットを長期間使用すると腰椎周囲の筋力が低下し、結果として痛みを助長させる恐れもあります。痛みが軽減したら、できるだけ早めにコルセットをはずし、背骨を支える体幹の筋肉を鍛えて、症状の悪化・再発を防いでください。

（久野木順一）

Q65 神経ブロック注射をすすめられました。どんな治療法ですか？

神経ブロック注射は、痛みを伝達する知覚神経の働きを局所麻酔薬などで一時的にマヒさせる治療法です。神経に麻酔薬を注射する「神経根ブロック」、神経を包む「硬膜（こうまく）」という膜の外側に麻酔薬を注射する「硬膜外ブロック」などがあります。

注射により神経の痛みはいったんなくなりますが、薬の効果が切れると再び痛みが現れます。しかし、多くの場合、痛みは以前よりも軽くなります。なぜなら、神経の働きを遮断（しゃだん）することで、痛みの悪循環を断ち切ることができるからです。痛みで神経が興奮すると、血管や筋肉が緊張して血流が悪くなり、痛みが増します。そこで、麻酔薬を注射すると、血流や心拍をコントロールする自律神経も遮断するので、血管や筋肉の緊張が和らいで血流が回復し、痛みが以前ほどはひどくならないのです。

ただし、神経ブロック注射にはしびれや脱力感、排尿障害、めまい、吐（は）き気、頭痛などの副作用があります。また、効果が続かず数日でもとに戻るような場合は、別の治療も検討しましょう。

（久野木順一）

Q66 ヘルニアの新しい注射療法について教えてください。

腰椎椎間板ヘルニアの新しい治療法として、注射療法「ヘルニコア」が大きな注目を集めています。臨床試験の成績では、痛みの評価スケールで50％以上の改善を有効とした場合、7～8割の人に効果が認められたとされています。慶應義塾大学病院でもヘルニコアによる治療を行っており、2019年7月の時点で、有効率82％という優れた実績があります。

ヘルニコアの治療では、「コンドリアーゼ」という椎間板の髄核の保水成分を分解する酵素を、注射で直接髄核に注入します。保水力を減らすことで椎間板の内圧が下がり、飛び出たヘルニアが徐々に縮小し、神経への圧迫を減らすことができるのです。治療は局所麻酔で行うため、入院は1泊2日程度です。

ヘルニコアはすでに、2018年8月から健康保険の適用になっています。ただし、髄核や椎骨の状態によっては、有効性が期待できないことがあります。患者さんは、自分のヘルニアの状態を医師に評価してもらい、十分な説明を受けたうえで、ヘルニコアを受けるかどうか決断してください。

（渡辺航太）

Q67 マッサージは効きますか？

マッサージには、血流を改善して痛みを和らげる効果や筋肉の緊張をほぐす効果があるとされています。心理的な効果も注目されており、マッサージを受けて「気持ちいい」と感じることで全身がリラックスすると、筋肉の緊張がほぐれて痛みの緩和につながります。

とはいえ、痛みの根本的な原因を取り除くものではないので、それだけで腰痛が治ることはありません。薬物療法や運動療法などの適切な腰痛対策を行いながら、腰痛を和らげる補助的な療法として受けるようにするといいでしょう。

その場合は、筋肉や骨格、関節、神経などの機能に関する国家資格を持った「理学療法士」や「鍼灸師」、「柔道整復師」、「あん摩マッサージ指圧師」などに相談し、施術してもらうといいでしょう。

また、骨の異常が原因で起こる腰痛の場合や、マッサージの種類や施術者の技術・熟練度によっては、痛みが悪化することがあるので、かかりつけの医師によく相談したうえでマッサージを受けるようにしてください。

（菊地臣一）

Q68 最近話題の「認知行動療法」とはどんな治療法ですか？

同じ慢性腰痛を抱える患者さんでも、人によって、痛みに対する感じ方や考え方が異なります。「1週間前よりも痛みが軽くなってうれしい」と考える人と、「1週間たってもまだこんなに痛みが残っている」と考える人では、後者のほうが痛みを強く感じることがわかっています。気分が落ち込むと、人は痛みを強く感じます。

「認知行動療法」とは、痛みに対する感じ方や考え方、行動に働きかける治療法です。患者さんの物事の受け止め方や考え方（＝認知）に焦点を絞り、とらえ方にゆがみがあれば、患者さん自身がゆがみに気づき、バランスのいいとらえ方ができるように促します。その結果、痛みの感じ方が軽減します。

認知行動療法は、うつ病やパニック障害などの多くの精神疾患に効果があることが実証され、欧米で広まった治療法です。日本では、認知行動療法を受けられる医療機関はまだ少なく、その多くが精神疾患を対象にしたものです。治療を受けてみたい人は、現在通院している整形外科医に相談するか、最寄りの保健所や各都道府県の精神保健福祉センターに問い合わせてみてください。

（菊地臣一）

第7章

薬物療法についての
疑問 17

Q69 ギックリ腰のような急性腰痛にはどんな薬剤を用いますか？

現在、急性腰痛の治療薬として国内で最も処方されている薬剤は、ロキソニン、ボルタレンで有名な非ステロイド性消炎鎮痛薬（NSAIDs）です。抗炎症作用や鎮痛作用に優れていますが、胃潰瘍や胃炎、十二指腸潰瘍、腎機能障害などの副作用が10〜20％の割合で起こるとされています。

ただし副作用は使用量や使用頻度によるので、痛みが強いときの短期間での使用や1日1回のみの服用なら、かなり減少します。胃腸が弱い方にはアセトアミノフェン（商品名：カロナール）がおすすめです。抗炎症作用はありませんが、十分な量を服用すれば優れた鎮痛作用が期待できます（Q74参照）。

NSAIDsやアセトアミノフェンでも効果が不十分な強い痛みには、弱オピオイドが用いられます（Q75参照）。本来は急性腰痛への保険適用はありませんが、医師の裁量で使用されることもあります。そのほか中枢神経系用薬（Q76参照）や筋弛緩薬（Q73参照）も併用されます。

（吉原　潔）

腰痛全般　椎間板ヘルニア　ギックリ腰　椎間板性腰痛　脊柱管狭窄症　椎間関節炎　圧迫骨折　分離症　すべり症　側弯症　その他

Q70 慢性腰痛にはどんな薬剤を用いますか？

慢性腰痛に対して、推奨度、エビデンスの強さとも筆頭にあげられるのが、**セロトニン・ノルアドレナリン再取り込み阻害薬（ＳＮＲＩ）**と弱オピオイドです。

ＳＮＲＩ（商品名：サインバルタなど）は、脳内で痛みの抑制機能を活性化させ、鎮痛効果を発揮します。「脳の誤作動」といわれる、脳が記憶している一時の激しい痛みが再現されないように抑制するのです。脳への薬の作用部位がうつ病と同一なので、うつ病で内服治療中の方は薬が重複しないように必ず医師に申し出てください。

もう一つ頻用されるのが、**弱オピオイド**（商品名：トラマール、トラムセット、ワントラム）です。オピオイドというと麻薬が有名ですが、弱オピオイドは麻薬とは全くの別物で、危険な薬剤ではありません。鎮痛作用は抜群ですが、便秘・吐（は）き気・嘔吐（おうと）・眠けなどの副作用が起こりやすいため、少量から始め、副作用の発現を抑えます。そのほかは、急性腰痛と同様の薬剤を用います。

（吉原　潔）

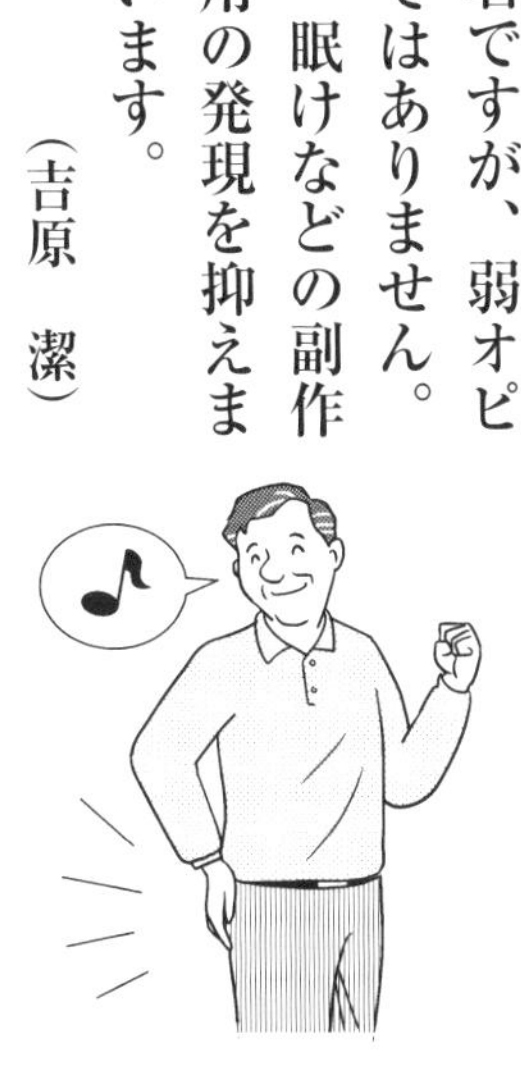

Q71 坐骨神経痛にはどんな薬剤を用いますか？

主に用いられるのは**非ステロイド性消炎鎮痛薬**（**NSAIDs**）です。

ＮＳＡＩＤｓは使用量に応じて副作用も増えるので（Ｑ69参照）、長期服用には注意が必要です。ＮＳＡＩＤｓの中でも**COX‐2阻害薬**（商品名：セレコックス）だけは、効果が発現するのが炎症部位の細胞にかぎられ胃腸障害の出現率が著明に低いため安全性が高く、世界中で使われています。

次に推奨度が高いのは、**神経障害性疼痛治療薬とセロトニン・ノルアドレナリン再取り込み阻害薬**（ＳＮＲＩ：Ｑ77参照）です。神経障害性疼痛治療薬（商品名：リリカ、タリージエ）は、神経内での痛み刺激の伝達を抑制することで鎮痛作用を発揮します。用量を増やしていくと、それに伴い効果も増大しますが、飲みはじめは眠け・めまい・体重増加・浮腫などの副作用が出やすいので、特に高齢者は少量から処方されることが多いです。

腎臓が悪い人の場合は、薬の排泄が滞るので、服用量や服用間隔に配慮が必要で、やはり少量から開始されます。

（吉原　潔）

Q72 非ステロイド性消炎鎮痛薬（ＮＳＡＩＤｓ）は副作用の心配はありませんか？

現在、国内では鎮痛目的の薬剤としてＮＳＡＩＤｓ（エヌセイズ）が広く使用されています。一般に、鎮痛効果が強いＮＳＡＩＤｓほど副作用も多く症状も強く出る傾向にあります。

最も多い副作用は胃腸障害で、腹痛・吐（は）きけ・食欲不振などの軽度なものから、胃潰瘍（かいよう）・十二指腸潰瘍などの重篤なものまであります。潰瘍は消化管の保護機能の低下により生じます。その欠点が少なくなるように開発されたＮＳＡＩＤｓが、ＣＯＸ－２阻害薬（商品名：セレコックス）です。胃腸障害の発生が著明に減少します。

臓器障害としては、腎（じん）機能障害と肝機能障害があげられます。腎機能障害は高齢者や、すでに腎機能障害がある患者さんに高頻度で起こります。肝機能障害は投与開始数ヵ月後に起こることが多いとされ、長期投与のさいに注意を要します。

副作用の発現を抑えるには、ＮＳＡＩＤｓの服用を必要最小限、短期間にすることです。また、原則として妊婦への使用はさけます。ぜんそくの患者さんでは、ＮＳＡＩＤｓの服用によって発作が引き起こされることがあります。

（吉原　潔）

Q73 筋弛緩薬はなんのための薬ですか？

痛みがあるときには、痛みの強さに応じて筋肉が緊張し、収縮します。筋肉の緊張は、脳から脊髄（せきずい）を経て筋肉に指令が伝わることで起こっています。筋弛緩（しかん）薬は、脳から出された筋肉緊張の指令を抑えて、筋肉の過剰な緊張状態を和らげる薬です（これを筋弛緩作用と呼ぶ）。具体的には、肩こり、腰痛、手足の突っぱり、こわばり、筋緊張性頭痛などの症状を改善させます。

疼痛（とうつう）が改善するメカニズムは、筋肉自体の弛緩による効果と、筋肉の弛緩で筋肉内の血流が増加して痛みの原因物質が排出されることの2つが考えられています。

筋弛緩薬は、内服すると肩こりや腰痛がスッキリと治るというほど強い効果はありませんが、副作用の出現率がそれほど高くないので好んで使われます。主な副作用は、めまい・ふらつき・眠け・脱力感などで、まれに発疹（ほっしん）・かゆみなどのアレルギー症状や、吐（は）きけ・嘔吐（おうと）・食欲不振・胃部不快感などの消化器症状を呈する場合もあります。

現在流通している筋弛緩薬（商品名）には、ミオナール、テルネリン、リンラキサーなどがあります。

（吉原　潔）

Q74 アセトアミノフェンの腰痛への効きめについて教えてください。

欧米の腰痛診療ガイドラインでは、アセトアミノフェンが薬物療法の第１選択薬として広く使われています。ところが日本では、鎮痛薬として非ステロイド性消炎鎮痛薬（ＮＳＡＩＤｓ（エヌセイズ））が第１選択薬として頻用されており、アセトアミノフェンの使用はほんの一部でしかありません。その違いが生じた理由は、以下のようです。

アセトアミノフェンは長年の間、日本で承認された用法・用量は１回５００ミリグラムまで、１日１５００ミリグラムまででした。この用量は鎮痛薬として効果を現すには極めて不十分であり、そのため鎮痛効果が弱いとされ、ほとんど使われてこなかったのです。それが２０１１年に、日本でも１回１０００ミリグラムまで、１日４０００ミリグラムまでという国際標準量の使用が可能となり、欧米との差異が解消されました。その結果、近年では、ＮＳＡＩＤｓほど強い作用はないものの、軽度から中等度の痛みには十分有効であると認知されるようになってきました。また、ＮＳＡＩＤｓに比べて胃腸障害や腎（じん）機能障害などの副作用のリスクが低く、安全性が高いとされています。

（吉原　潔）

Q75 弱オピオイド薬は飲みつづけて大丈夫ですか？

オピオイド鎮痛薬には、モルヒネのような医療用麻薬に分類される強オピオイドと、麻薬には該当しない弱オピオイドとがあります。弱オピオイド薬（商品名：トラマール、トラムセット、ワントラム）は、NSAIDs（エヌセイズ）やアセトアミノフェンで十分な効果が得られない、軽度から中等度のさまざまな痛みに効果が期待できます。主な副作用は、吐（は）きけ・嘔吐（おうと）・便秘・めまい・傾眠で、投与後すぐに症状が見られることが多いのですが、時間の経過とともに減少する傾向があり、事前に制吐薬や下剤の投与をすれば、副作用を減らすことも可能です。

弱オピオイド薬は、「弱」とはいえ、オピオイド鎮痛薬に特徴的な副作用（吐きけ・便秘など）や依存性には注意する必要があります。弱オピオイド薬が医療用麻薬に該当しないのは依存性が少ないからですが、全くないわけではありません。長期使用時には、耐性、精神的依存および身体的依存が生じることがあるとされているので、中止または減量時には注意が必要です。突然投与を中止すると、神経過敏・不安・ふるえ・不眠症などの離脱症状が見られることがあります。

（吉原　潔）

Q76 ノイロトロピンはどんな薬ですか？

ワクシニアウイルス接種家兎炎症皮膚抽出液という、医者でも聞き慣れない長い名前の薬剤があります。脳に痛みの刺激が届くのを抑えて、鎮痛効果を発揮する**中枢神経系用薬**（商品名：ノイロトロピン）のことです。

痛みを止める薬ですが、NSAIDsほどはっきりとした効果はありません。しかし、内服をやめるとやはり効いていたのだと効果を実感できる、そのような薬です。こうしたことからもわかるように、痛みを抑える作用は軽微であっても、この薬の最もいいところはほとんど副作用がないことです。

内服用の錠剤は、帯状疱疹後神経痛、腰痛症、頸肩腕症候群、肩関節周囲炎、変形性関節症の治療に用いられます。

同様の効果がある注射薬もあり、そちらは腰痛症、頸肩腕症候群、症候性神経痛、皮膚疾患に伴うそう痒、アレルギー性鼻炎（花粉症）に適応があります。

主な副作用として、発疹・じんましん・かゆみ・胃部不快感・吐きけ・食欲不振などが報告されていますが、頻度は非常にまれで、安全性が高い薬剤です。（吉原　潔）

Q77 SNRI（デュロキセチン）の効きめについて教えてください

デュロキセチンは、セロトニン・ノルアドレナリン再取り込み阻害薬（SNRI）と呼ばれる第三世代の抗うつ薬の一つとして、販売が開始されました（商品名：サインバルタなど）。その後、慢性疼痛と変形性関節症が効能・効果に追加され、慢性の腰痛への効果と保険適用が認められています。うつ病の薬というと、内服するのに抵抗のある方もいるようですが、うつ病ではない人がSNRIを飲んでも精神的な変化は起こらないのでご安心ください。

1日1錠20ミリグラムから服用を始めますが、私の研究では、それだけで56%の患者さんに効果がありました。1錠で効果がない方や、さらなる効果を望む場合には2錠、さらに3錠まで増量することが可能です。SNRIは、服用後数日して、気がつくと前よりもらくになっていると実感される方が多いようです。また、慢性疼痛の治療薬なので、効果が認められたらすぐに内服を中止するのではなく、3～6ヵ月の長期間服用してから徐々に減量するのが通常の服用方法です。

（吉原　潔）

Q78 強オピオイドは副作用の心配はいりませんか？

強オピオイドは、いい換えれば医療用麻薬です。強オピオイドの主な適応はがん性疼痛(とうつう)ですが、一部で「中等度から高度の慢性疼痛における鎮痛」に保険適用のある薬があります（商品名：デュロテップMTパッチ、フェントステープ）。強オピオイドには強い鎮痛効果がありますが、それと同時に副作用の発現率も高くなります。

傾眠・吐(は)きけ・嘔吐(おうと)・便秘・めまいなどの副作用が多く認められ、ひどいと呼吸抑制や意識障害をきたします。麻薬ですから、長期使用時に耐性ができたり、精神的な依存、身体的な依存が生じたりすることがあるのも考慮しなければいけません。

また、慢性疼痛で強オピオイドを使用する患者さんの多くは、神経系統が過敏になっており、痛みに加えて不眠や、また痛くなったら怖いという強い不安を持っています。そのため、強オピオイドを使えば全く痛みなく快適に過ごせるというものではないようです。使用に当たっては、強オピオイドを使わなくてはならないほどの疾患(しっかん)なのか、そして副作用を上回る効果が期待できるのか、医師とよく話し合うことが必要でしょう。

（吉原　潔）

Q79 腰痛でなぜ抗うつ薬が処方されるのですか？

大脳の前方にはＤＬＰＦＣ（背外側前頭前野）と呼ばれる部位があります。ＤＬＰＦＣは判断力・意欲・興味・関心・作業記憶などをつかさどっています。この機能が低下すると活力を失いやる気がなくなり、さらに症状が進むとうつ病になります。

またＤＬＰＦＣには、不安・悲しみ・自己嫌悪・恐怖などの感情をつかさどる脳の「扁桃体」の活動を抑制する機能もあります。この機能が低下すると、不安や恐怖の感情が強く出てしまい、ひいては、過去に感じた痛みの不安をコントロールできなくなり、過去の痛みを感じてしまうようになるのです。この現象を「脳の誤作動」と呼び、現時点で痛みがないにもかかわらず、過去の腰痛の苦しみが延々と再現されてしまうのです。このように、ＤＬＰＦＣの機能が低下すると、うつ病が起こることもあれば、脳が誤作動を起こして過去の腰痛を感じてしまうこともあるのです。

ＤＬＰＦＣの機能低下を改善する薬剤がセロトニン・ノルアドレナリン再取り込み阻害薬（ＳＮＲＩ）で、うつ病と慢性疼痛の両方に効果があります。ですから、慢性腰痛の患者さんにも、抗うつ薬が処方されることがあるのです。

（吉原　潔）

Q80 プレガバリン（神経障害性疼痛治療薬）について教えてください。

プレガバリン（商品名：リリカ）は「末梢神経障害性疼痛」に効果を発揮する鎮痛薬で、従来の消炎鎮痛薬（ＮＳＡＩＤｓ）などとは効果を現すしくみが違います。

末梢神経障害性疼痛とは、なんらかの原因により神経が障害を受けて引き起こされる痛みのことです。そしてプレガバリンは、神経伝達物質の過剰な放出を抑えることで痛みを抑えます。腰部脊柱管狭窄症、腰椎椎間板ヘルニア、坐骨神経痛、帯状疱疹後神経痛など、ＮＳＡＩＤｓでは効果がない難治性・慢性の神経痛にも効く可能性があります。用量依存性の薬で、服用量を増やせば効果も増大します。４週間で効果が出ない場合には、ほかの治療法に切り替えます。飲みはじめには、めまい・眠け・ふらつき・末梢性浮腫・体重増加などの副作用が現れることがあるので、少量から服用を開始します。眠けやふらつきは、服用継続により慣れて軽減することが多いです。浮腫や体重増加は慣れることが少なく、服用をやめれば回復するようです。なお、同様の作用を持つ薬剤にミロガバリン（商品名：タリージェ）もあります。

（吉原　潔）

Q81 プロスタグランジンE1製剤（血管拡張薬）はどんな症状に有効ですか？

経口プロスタグランジンE1製剤は、血栓（けっせん）や血管炎などで血液のめぐりが悪くなり、皮膚に潰瘍（かいよう）ができたり、痛みや冷えを強く感じたりする、血管の病気の治療薬として承認されました。その後、腰部脊柱管狭窄症（せきちゅうかんきょうさくしょう）にも適応が追加され、現在では血管の病気以上に整形外科で多く処方される薬剤になっています。腰の神経圧迫による下肢（かし）の疼痛（とうつう）やしびれなどの症状を緩和する効果があり、歩行能力を改善させます。

末梢（まっしょう）血流の増加や皮膚温の上昇などが認められており、それに伴い神経組織への血流量が増加し、痛覚過敏や歩行障害が改善されます。外来での診察時に、プロスタグランジンE1製剤（商品名：オパルモン、プロレナール）を処方した患者さんからいただく喜びの報告で一番多いのは、歩行障害の改善です。以前は、歩いていると足がしびれて休み休みでしか歩行できなかったのが（間欠性跛行（はこう））、休まずに長時間歩けるようになったといわれます。注意点は、湿気を嫌う薬剤なので、錠剤をパッケージから取り出して保存しないことです。湿気を吸うと、効力が低下します。

（吉原　潔）

Q82 ビタミンB_{12}製剤を処方されました。なんのためですか？

ビタミンB_{12}には、末梢神経損傷の修復を促進してしびれ・痛みなどを改善したり、貧血の改善を助けたりする作用があります。整形外科では、手や足のしびれ、神経痛、神経マヒなどの症状があるときに処方されます。

通常、ビタミンB_{12}は、魚貝類、肉類などの食品から摂取できます。しかし、菜食主義者や胃酸分泌の少ない高齢者、あるいは胃の切除手術をした人や小腸からの吸収不全がある人は、摂取量が不足することもあります。そのような人たちにも、ビタミンB_{12}製剤が処方されます。食物からのビタミンB_{12}は、生体内に取り込まれると補酵素型であるアデノシルコバラミンまたはメチルコバラミンに変換されます。治療用の薬剤として処方されるのは、補酵素型のビタミンB_{12}で、食物に含まれるビタミンB_{12}よりも、しびれや痛みのような末梢性神経障害に対して効果があります。安全で、副作用はまずないので、気軽に服用できます。ただし、強い薬理作用があるわけではなく、期待したほどの改善が見られない場合もあります。

（吉原　潔）

Q83 腰痛に効果のある漢方薬はありますか？

漢方薬は、漢方薬局でなくても、市中の調剤薬局で処方が可能で、健康保険の適用もあります。腰痛の中でも、急性期の痛みや筋肉のつり、こむら返りを伴う場合には**芍薬甘草湯**が使われます。体力にかかわらず使用できますが、短期間の使用が原則で、長期間多量に服用していると偽アルドステロン症（低カリウム血症を伴う高血圧症）という副作用を起こしやすくなるので注意が必要です。

急性でない腰痛、もしくは慢性の腰痛では「冷え（漢方では虚証ともいう）」の有無で判断します。漢方医学では「冷え」を病態の要素として重要視しているのです。

手足が冷える人には、**当帰四逆加呉茱萸生姜湯**。胃腸が弱い人や関節痛がある人には、**桂枝加朮附湯**、腰や下肢に脱力感がある人には、**八味地黄丸**や**牛車腎気丸**。冷えで腰痛が悪化する人には、**疎経活血湯**。上半身が熱く下半身が冷える人には、**五積散**。のぼせて便秘がちな人には、**桃核承気湯**などが使われます。

さらに冷え具合がひどい人にはトリカブトの根を減毒処理した**附子**が追加で処方されます（附子は、単独で処方されることはありません）。

（吉原　潔）

Q84 湿布薬はどう使えばいいですか？

「冷湿布は冷やす、温湿布は温める」と誤解している方が、いまだにたくさんいます。冷湿布・温湿布というのは、実は30年以上昔の分類であり、いわば第1世代の湿布です。「温」「冷」とはいうものの、実際は、湿布の添加物で皮膚が刺激されて、冷たく、または温かく感じるだけで、きわ立った温度変化は伴いません。

現在、広く流通しているのは非ステロイド性消炎鎮痛薬（NSAIDs）を含んだ、第2世代の痛み止めの湿布です。体のどこかに痛みを感じて湿布を使うのであれば、この第2世代の湿布を用いるべきでしょう。湿布には、薄い布に有効成分を含ませた肌色のテープ剤と、白くて柔らかい厚手のパップ剤とがあります。

テープ剤の湿布が現在の主流で、粘着力が強くはがれにくいという特徴があります。一方、パップ剤のほうは水分含有量が多いので、貼るときに冷たく感じます。どちらも効果に差はないので、好みで選べばいいでしょう。

ただし長時間貼りつづけていると皮膚がかぶれることがあるので、貼りっぱなしにはしないよう注意してください。

（吉原　潔）

Q85 塗り薬の種類と効果について教えてください。

塗り薬は、有効成分が皮膚を通って体内に入り、患部に到達することで効果を現します。製剤の性状によって半固形である軟膏（なんこう）、クリーム、ゲル、液状のローションに分けられます。皮膚への浸透や吸収のされやすさでは、クリーム＞軟膏＞ローション＞ゲルの順であるとされます。しかし、クリームのほうが軟膏に比べて汗や衣服などで取れやすいこともあり、実際の効果の優劣ははっきりとはわかりません。

軟膏やクリームは、ただ単に塗る「塗布」ではなく、皮膚にすり込むように塗る「塗擦（とさつ）」のほうが、浸透がよく効果が上がります。さらにマッサージや温熱効果も期待されるので、このことはぜひ覚えておいてください。ただし、ゲルは強くすり込むとカスが出てくるので軽く塗布するようにしてください。

一方の液状製剤は、水分が気化するときに熱を奪うので、冷却作用があります。たまに、塗り薬を塗った上にさらに湿布を貼（は）ったり、あるいはおむつをしたりする方がいます。そのような場合、密封効果によって薬剤の血中濃度が上昇しすぎて、全身に副作用が出る危険があるので注意が必要です。

（吉原　潔）

第8章

運動療法についての疑問 17

Q86 腰痛になったら誰もがやるべき運動はなんですか？

時代は令和に入り、腰痛治療の常識に大きな変革が起こっています。日本整形外科学会と日本腰痛学会は２０１９年5月に「腰痛診療ガイドライン２０１９」を発表。その中で、慢性腰痛に対する運動療法の推奨度が最高ランクの「１」となりました。自分で体を動かすリハビリ（＝運動療法）が最も推奨されるようになったのです。とはいえ、運動療法ならなんでもいいわけではなく、病状や腰痛の原因タイプに応じて最適の方法を選んで実行する必要があります。

腰痛に悩む人に共通していえるのは、胸郭と下肢の筋群（ハムストリングスと大腿四頭筋）が硬いことと、腰部周囲筋（腹筋・背筋）が弱いことです。

ですので、胸郭と下肢のストレッチで腰のまわりを軟らかくして（モビリゼーション＝柔軟性）、日常生活の動きの中で腰を使う機会を減らすこと。そのうえで、腰部周囲が鍛えられると（スタビリゼーション＝安定性）、腰痛の改善につながります。つまり、腰部周囲のモビリゼーションと腰部のスタビリゼーションの獲得が慢性腰痛の運動療法の基本となります。

（西良浩一）

体幹を鍛えるドローインのやり方

1 あおむけになり、肋骨を両手で左右から包み込むようにしてつかむ。

足を腰の幅に開き、両ひざを直角に曲げる。

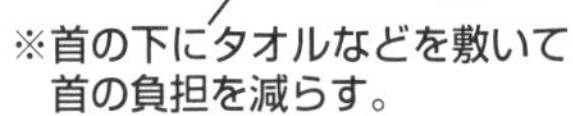
※首の下にタオルなどを敷いて首の負担を減らす。

2 下腹部に空気をたくさん入れる感じで、息を吸い込む。肋骨の左右への広がりを両手で確認する。

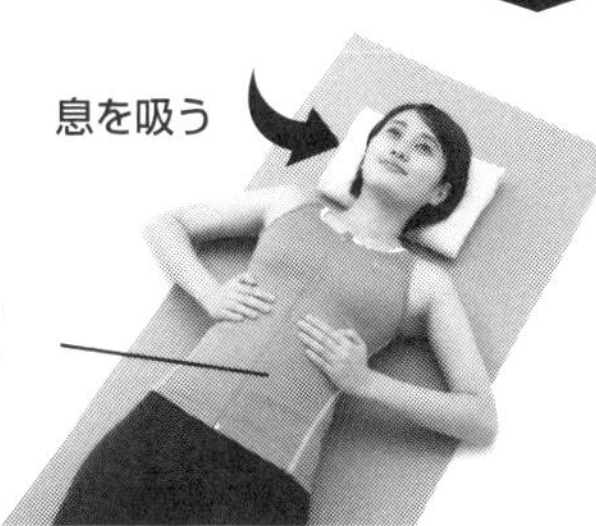

3 空気をすべて出し切る感じで、５～６秒かけて息を吐く。肋骨が縮むのを両手で確認する。同時におなかをへこます感じで、腹圧をかける。

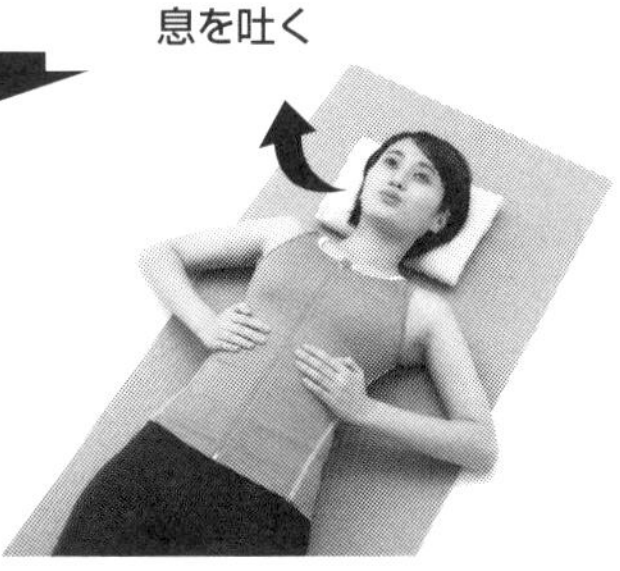

4 下腹部に手を当て、腹圧がかかっていることを確かめたら、その状態を５秒保つ。

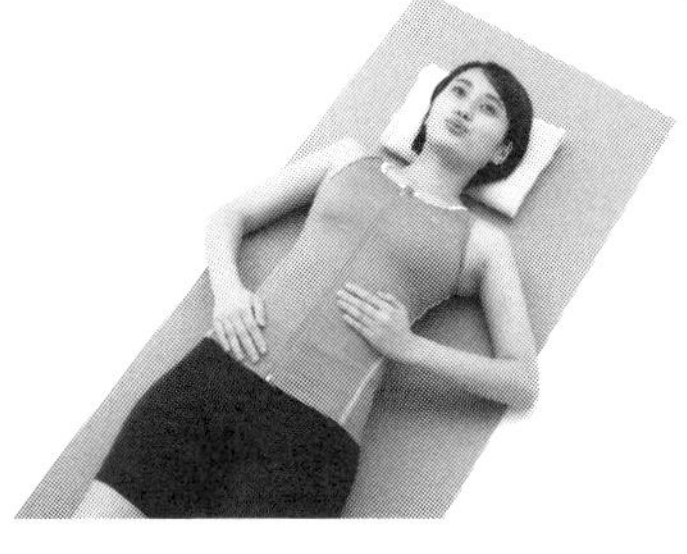

2～**4**を５回行うのを１セットとし、朝晩に１セットずつ行う。

Q87 前屈で腰が痛む私はどんな運動をすべきですか？

腰を前に曲げると腰の痛みが強くなる病気としては、腰椎椎間板ヘルニアが代表的です。腰椎圧迫骨折、椎間板性腰痛、腰椎終板炎、急性腰痛発作（ギックリ腰）などでも、前屈で腰の痛みが悪化することが多いものです。日常生活での悪い姿勢や動作が原因で腰痛が生じる腰痛症も、多くの場合、前屈で痛みが強まります。**急性期で痛みが強い場合には安静が必要ですが**、痛みが軽くなってきたら、徐々に体を動かすほうが、症状は改善しやすくなります。体を動かさないでいると、関節の動きが悪くなったり背骨を支える筋肉が衰えたりして、かえって症状が悪化してしまうからです。

前屈で腰痛が悪化する**「前屈障害型腰痛」**では、**腰椎を反らす運動（腰椎伸展運動）**や、腰椎周辺の筋肉や靱帯をゆっくり伸ばして柔軟性を高めるストレッチが推奨されます（左ページ参照）。ただし、腰椎圧迫骨折には適応はなく、運動で痛みが強くなる場合にも行わないでください。すべてに当てはまるわけではありませんが、腰痛症の中には、前屈で悪化する腰痛、後屈で悪化する腰痛、前屈で改善する腰痛、後屈で改善する腰痛があることは、知っておいたほうがいいでしょう。

（久野木順一）

前屈障害型腰痛におすすめの２つのストレッチ

●壁押し腰反らし体操

1

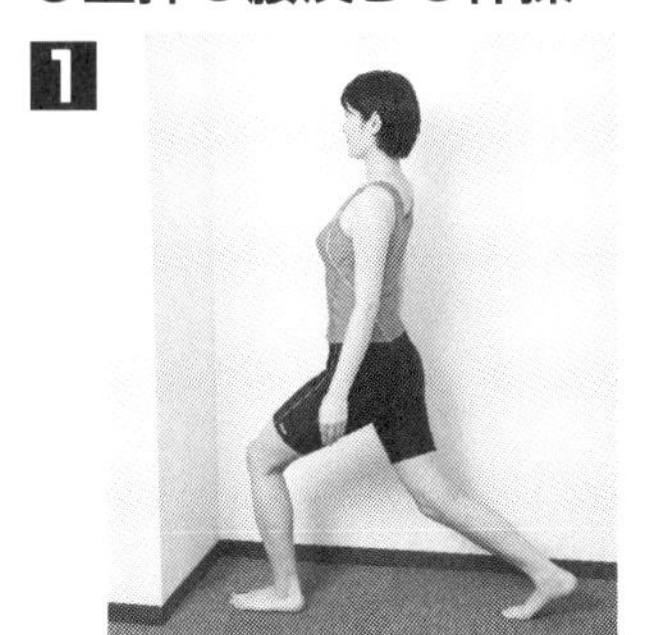

壁に向かって立ち、両足を前後に大きく開く。

2

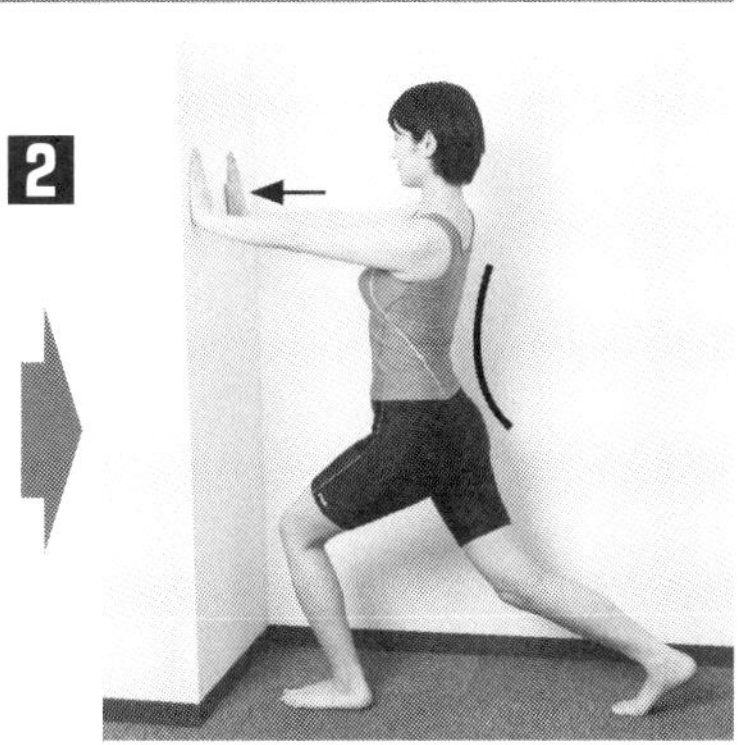

前足のひざを曲げ、両手で壁を押しながら、腰をリラックスさせて徐々に反らし、10 秒保ってもとに戻る。

1～2を５回行い、左右の足を入れ替えて５回行うのを１セットとし朝晩に１セットずつ行う。

●うつぶせ腰反らし体操

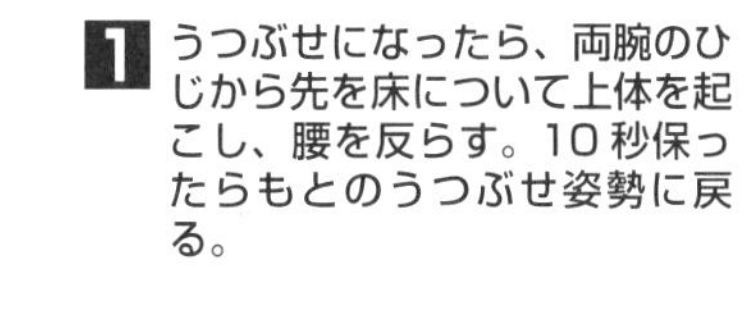

1 うつぶせになったら、両腕のひじから先を床について上体を起こし、腰を反らす。10 秒保ったらもとのうつぶせ姿勢に戻る。

2 1ができるようになったら、両手のひらを床について ひじを伸ばして上体を起こし、腰を大きく反らす。10 秒たったら上体を下ろす。

1または2を５回行うのを１セットとし、朝晩に１セットずつ行う。

※注意：急に腰を反らすと腰を傷める心配もあるので、少しずつ腰を反らすのがコツ

Q88 後屈で腰が痛む私はどんな運動を試すべきですか？

前ページで紹介した「前屈障害型」とは反対に、「後屈障害型腰痛」は、腰を反らす（後屈）と腰痛が悪化します。**腰部脊柱管狭窄症**（せきちゅうかんきょうさく）、**腰椎**（ようつい）**分離症**、**腰椎すべり症**、**椎間関節炎**などはこのタイプであることが多いものです。腰椎椎間板ヘルニアや急性腰痛発作（ギックリ腰）は、本来、前屈障害型が多いのですが、腰を反らすと症状が悪化する場合もあります。自分の腰痛が前屈障害型か、後屈障害型かわからないという人は、まず、腰を前に10回曲げてみてください。その後、腰を後ろに10回反らせます。

前に曲げたときに痛みが強くなり、腰を反らすと痛みが軽くなる人は、前屈障害型なので、前ページの体操を行ってみてください。腰を反らしたときに痛みが強まり、前屈でらくになる人は、後屈障害型です。左ページのストレッチを試してみてください。

原則として、腰痛がらくになるほうの体操を行い、悪化する動きは、体操だけでなく日常生活でもさけることが、腰痛改善の基本です。ただし、椎間板ヘルニアを発症している場合には前屈運動をさけるなど、腰痛の原因によって禁忌（きんき）事項が異なるので、主治医の指示に従ってください。

（久野木順一）

後屈障害型腰痛におすすめの３つのストレッチ

●両ひざ抱え腰丸め体操

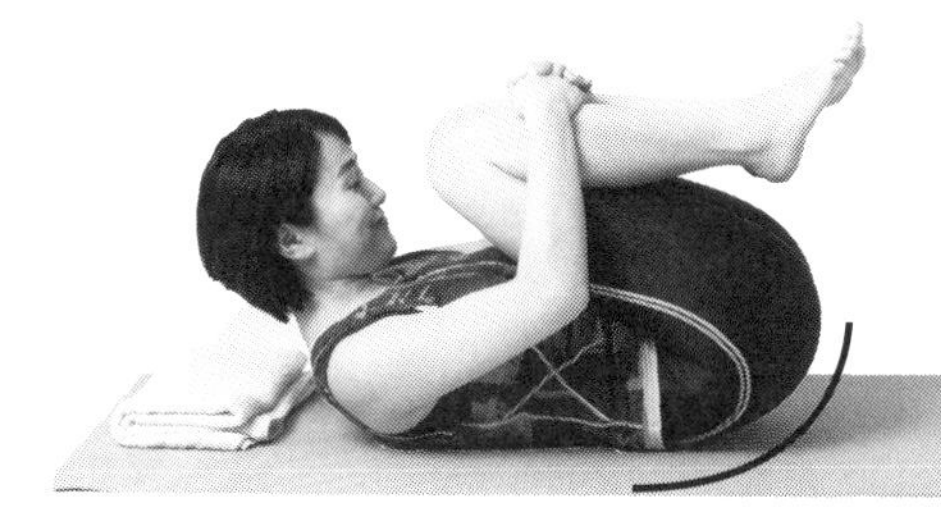

あおむけに寝て、両腕でひざを抱えて腰を丸める。10 秒保ってもとに戻る。

●片ひざ抱え腰丸め体操

あおむけに寝て両手で右のひざを抱えて腰を丸める。10 秒保ってもとに戻る。左足も同様に行う。

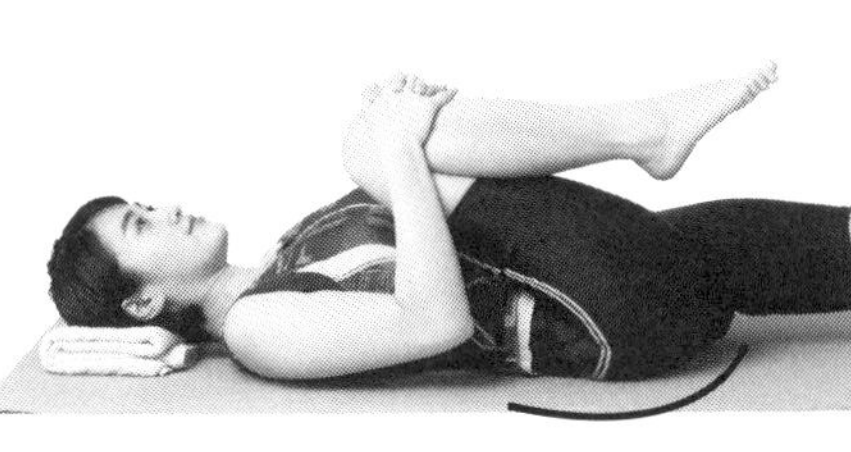

●正座腰丸め体操

正座をして両腕を前方に伸ばす。腰を落とすような意識で腰を丸める。10 秒保ってもとに戻る。

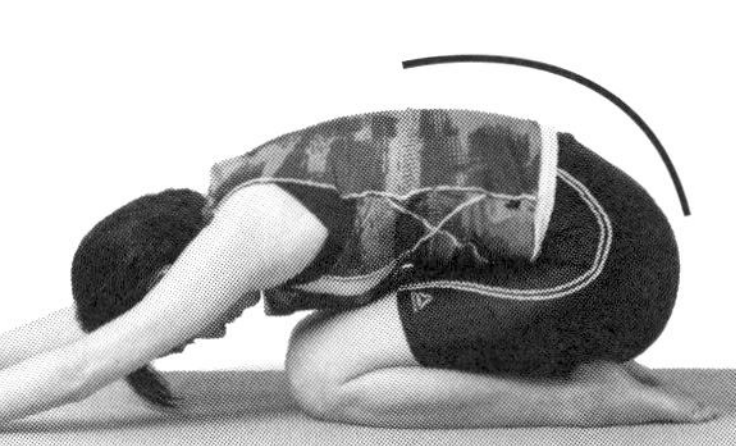

各ストレッチともに 10 回行うのを１セットとし、朝晩に１セットずつ行う。

Q89 体が硬くて前屈で手が床に届かない私はどんな運動をやるべきですか？

あまり知られていませんが、腰痛に悩む人にはある大きな共通点があります。それは、**太ももの筋肉が硬い**ということです。太ももの筋肉が硬いと、前屈したり後屈したりする日常の動作で**腰椎**(ようつい)**ばかりが動く**ことになり、主に**第４・第5腰椎に負担が集中して腰痛を招く**のです。

例えば、私たちが前屈をするとき、太ももの裏側のハムストリングスが柔軟であれば、骨盤がスムーズに前方に回転し、腰椎をあまり動かさずとも、深く前屈することができます。ところが、ハムストリングスが硬いと、前屈時の骨盤の前方回転が妨げられて腰椎を大きく曲げる必要が生じるため、腰椎に大きな負担がかかり、その負担の蓄積が腰椎の炎症や変性、変形の原因になって腰痛を招くというわけです。

太もも裏側のハムストリングスが硬いかどうかは、簡単なチェックでわかります。**両足を揃えて立位体前屈をしてみたときに手が床に届かない人は、ハムストリングス**が硬く、骨盤の前方回転が妨げられていると判断できます。この状態を専門的には

「タイトハム」といいます。

タイトハムの人は、Ｑ90で紹介する「ひざ裏のばし」を習慣にすれば、短期間でハムストリングスの柔軟性が回復して骨盤をうまく前方に回転でき、立位体前屈で手が床に届くようになってきます。そうなれば、腰椎の負担が大幅に減るので、腰痛が日に日に軽くなってくるはずです。

（西良浩一）

腰椎の負担が増すタイトハム

■ハムストリングスが柔軟な人

立位体前屈をするときに骨盤がスムーズに前方回転する。

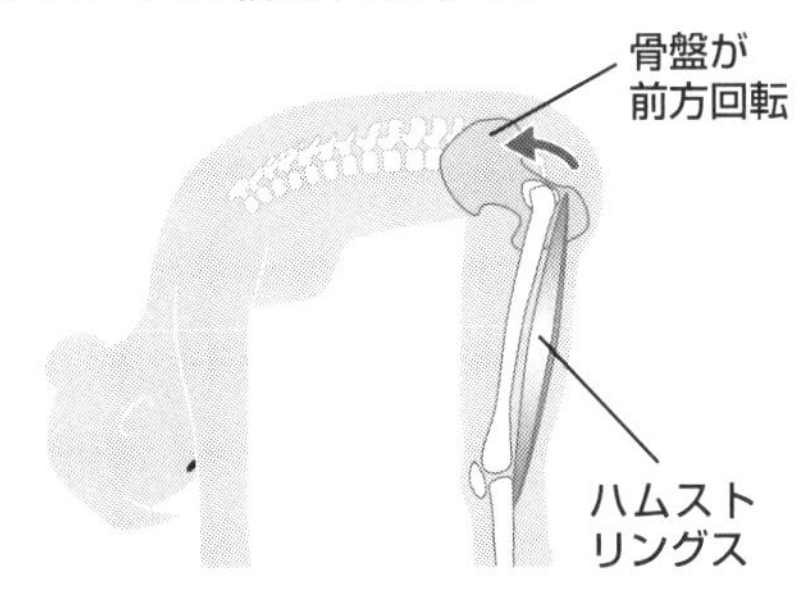

■ハムストリングスが硬い人

骨盤が回転しないので腰椎を大きく曲げる必要がある。

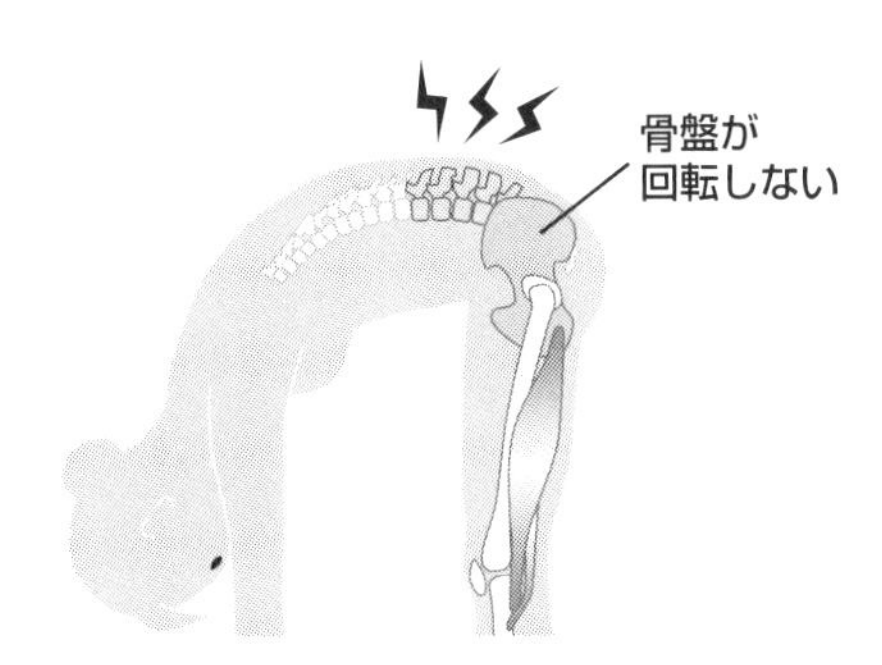

ハムストリングスが硬いと、前屈時に骨盤の前方回転が妨げられ、腰椎を大きく曲げる必要が出るため、腰椎に大きな負担がかかり、このくり返しが腰痛の原因になると考えられている。

Q 90 太もも裏を伸ばす体操は何をやればいいですか？

両足を揃えて立位体前屈をやったときに手が床に届かない人は**「タイトハム」**が疑われるので、**「ひざ裏のばし」**を毎日行って太もも裏のハムストリングスの柔軟性を取り戻しましょう。

腰痛のある人は、起き上がって体操をするのが大変だと思うので、まずは、寝たまでできるひざ裏のばし①**「足上げストレッチ」**を、痛みが出ない範囲で試すのがいいでしょう。

腰痛が消えて完治したら、ひざ裏のばし②**「ジャックナイフストレッチ」**を再発予防のために試すといいでしょう。これは、タイトハムを解消できるいわば最強の体操で、私たちの研究では、ジャックナイフストレッチを4週間行うと、**立位体前屈をしたときの指先から床までの距離が、20センチ以上縮まる**ことが明らかになっています。

こうしてハムストリングスが柔軟になれば、腰椎の負担が軽減できるので、腰痛が目に見えて軽くなるばかりか、再発も予防できるでしょう。

（西良浩一）

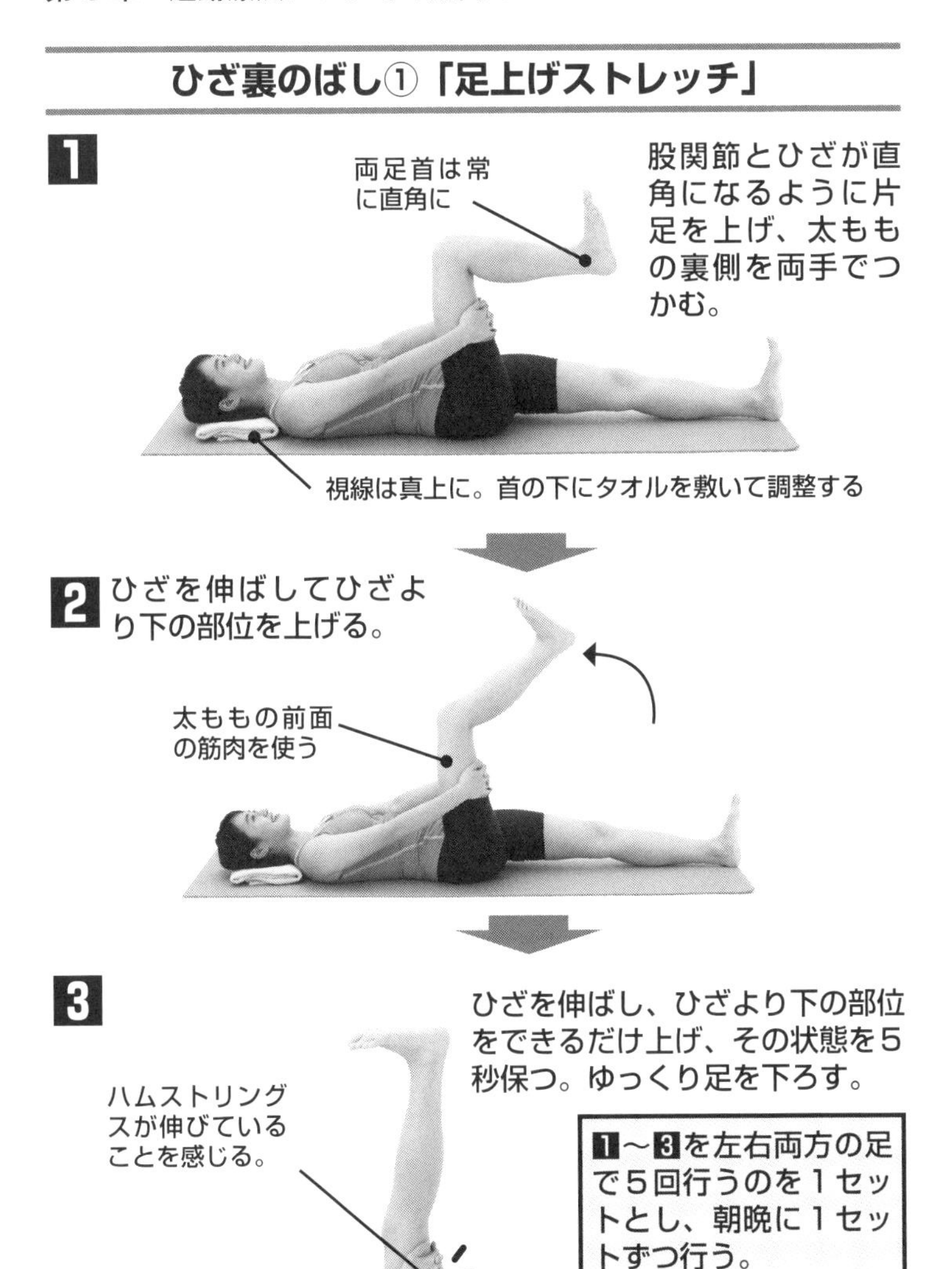
ひざ裏のばし①「足上げストレッチ」
1
両足首は常
に直角に
股関節とひざが直
角になるように片
足を上げ、太もも
の裏側を両手でつ
かむ。
視線は真上に。首の下にタオルを敷いて調整する
2
ひざを伸ばしてひざよ
り下の部位を上げる。
太ももの前面
の筋肉を使う
3
ひざを伸ばし、ひざより下の部位
をできるだけ上げ、その状態を５
秒保つ。ゆっくり足を下ろす。
ハムストリング
スが伸びている
ことを感じる。
1～3を左右両方の足
で５回行うのを１セッ
トとし、朝晩に１セッ
トずつ行う。

ひざ裏のばし②「ジャックナイフストレッチ」

※腰痛が消えて完治したら行う。

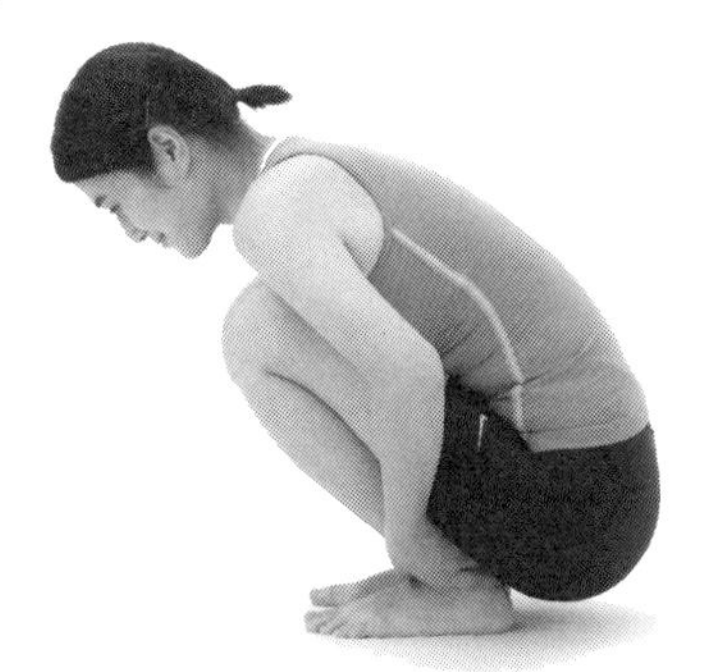

1 太ももの前面に胸がつくようにしゃがむ。両手でアキレス腱を後ろからつかむようにして両足首を持つ。

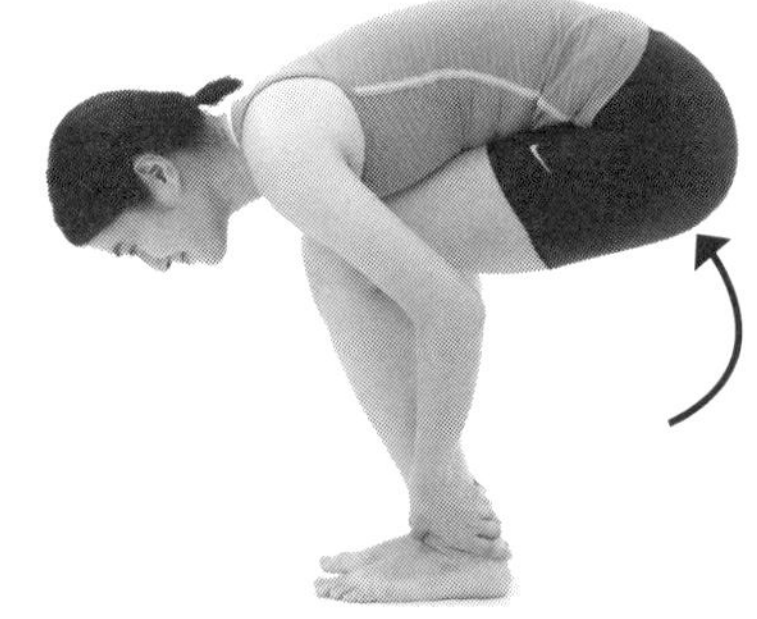

2 胸を太ももにつけたまま、ひざをゆっくり伸ばしていく。

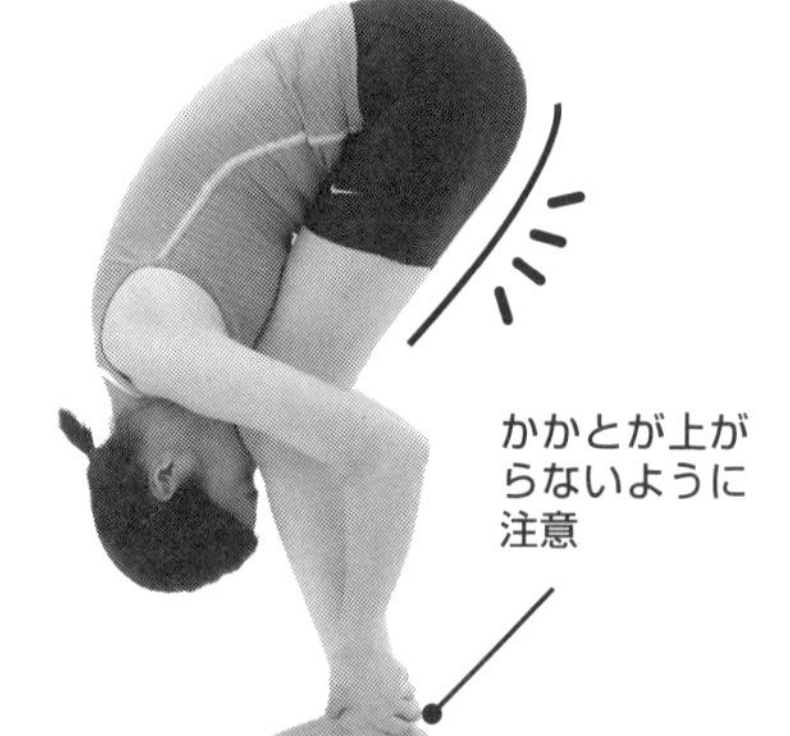

3 ひざは伸び切らなくていいので、ハムストリングスを伸ばした姿勢を10秒キープ。

1〜**3**を5回行うのを1セットとし、朝晩に1セットずつ行う。

Q91 体が硬くてかかとでお尻を蹴れない私はどんな運動をやるべきですか？

腰痛のそもそもの原因が太ももの筋肉の硬さにあるというと、驚く人が少なくありません。太ももの筋肉の硬直は、太もも裏側のハムストリングスだけの問題ではありません。**太ももの前側の筋肉「クアド」（大腿四頭筋）**の硬さも、腰痛を引き起こす大きな原因になるのです。

　太もも前面の筋肉が硬くなると、**骨盤が後傾しにくくなる**のです。すると、上体の後方への傾きを腰椎だけで支えなければならなくなり、やはり腰椎の下部（第４・第５腰椎付近）に負担が集中して、腰痛を招きやすくなります。

　あなたのクアドが硬いかどうかは、簡単なチェックでわかります。うつぶせで寝た状態で、片側の足のひざから下の部分を引き上げて、**かかとでお尻を蹴れるかどうか確認してみましょう**。かかとがお尻に届かない人は、太もものクアドが硬い**「タイトクアド」**と考えられ、それが腰痛の根本的な原因になっていると思われます。Ｑ92で紹介する**「前もものばし」**でクアドの柔軟性を取り戻し、腰椎への負担を減らすこと

腰椎の負担を増すタイトクアドをチェック

●うつぶせに寝て、かかとでお尻を蹴るようなイメージでひざを曲げる。

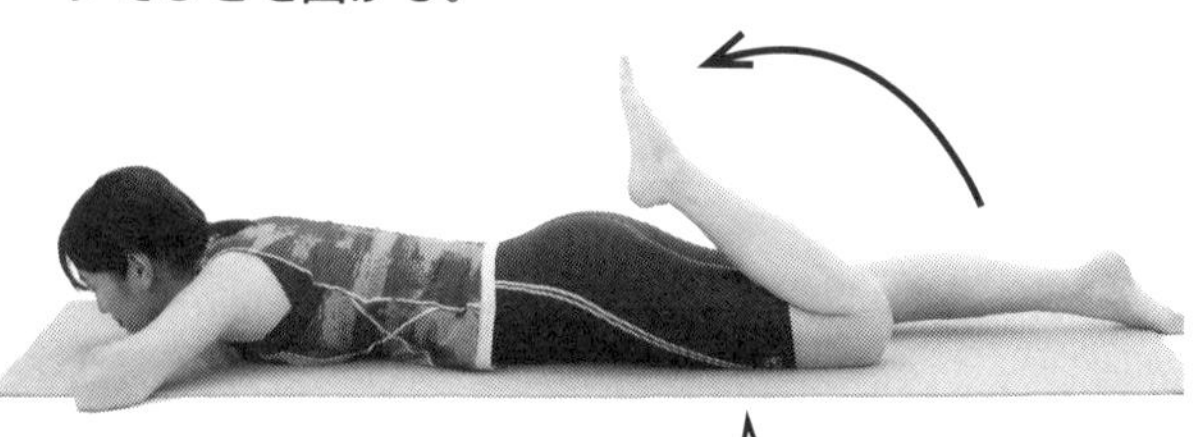

●かかとがお尻につけば太もも前面（クアド＝大腿四頭筋）の筋肉は硬くなっていないといえる。

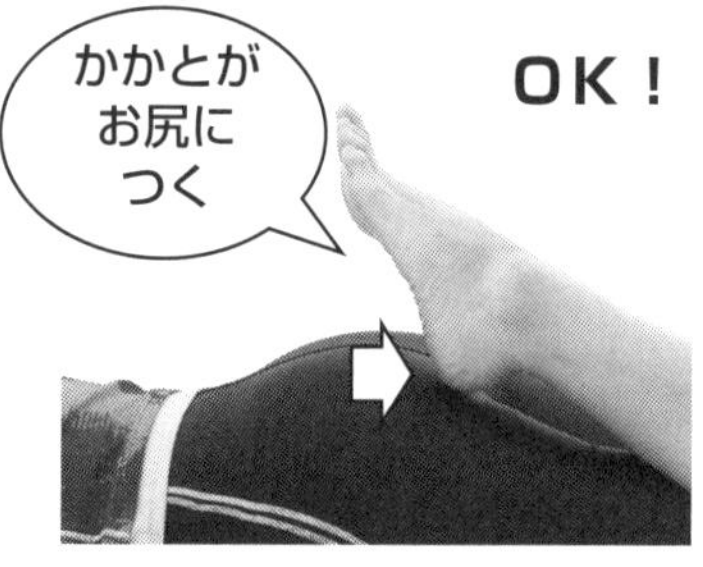

●かかとがお尻につかない人は、太もも前面の筋肉が硬直しているタイトクアドが疑われる。

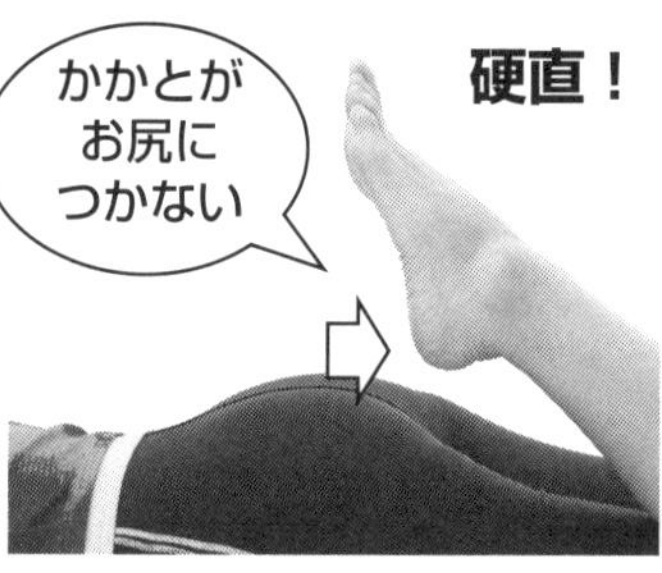

が、効果的な腰痛の解決策になります。

（西良浩一）

Q92 太もも前面を伸ばす体操は何をやればいいですか？

太もも前面の筋肉「クアド」が硬く、それが腰痛の原因になっているとわかったら、クアドを柔軟にするストレッチ**「前もものばし」**を実践しましょう。

腰痛のある人は、うつぶせで寝たままできる前もものばし①**「お尻キック」**を行うのがいいでしょう。タイトクアドのチェック法と同じように、ひざを曲げてかかとでお尻を蹴る動作をくり返す動的ストレッチです。毎日続けるうちに、かかとがお尻につくようになってくると、腰痛の改善を実感できるはずです。

腰痛が軽くなったら前もものばし②「前後開脚ストレッチ」を行うといいでしょう。145ページの写真のように片ひざ立ちになったら、前足のほうに体重を移動し、後ろ足のクアドを伸ばすことをくり返すだけです。クアドを伸ばすときは、後ろ足と同じ側のお尻に力を入れると、クアドがさらに伸びやすくなります。

どちらも**1セット1分**ほどでできる簡単な体操です。太ももの前面が硬い人はこの体操を行うと、骨盤や股関節の動きがよくなって、腰椎に負担をかけずに後屈ができるようになり、腰痛の根治につながるでしょう。

（西良浩一）

前もものばし①「お尻キック」

1 うつぶせになり、両手をあごの下で組む。

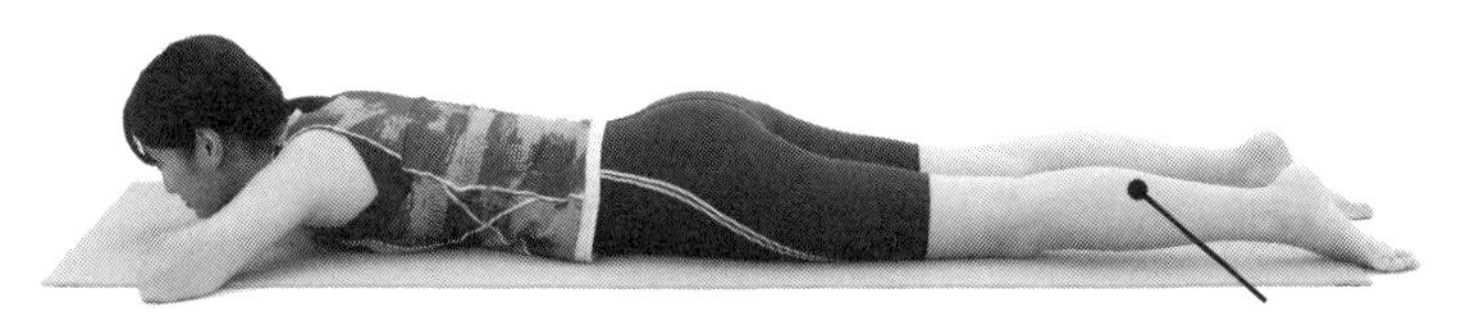

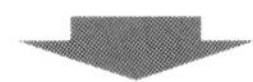

2 片足をゆっくり曲げ、かかとをお尻にできるだけ近づける。勢いをつけると腰を傷めるので注意する。

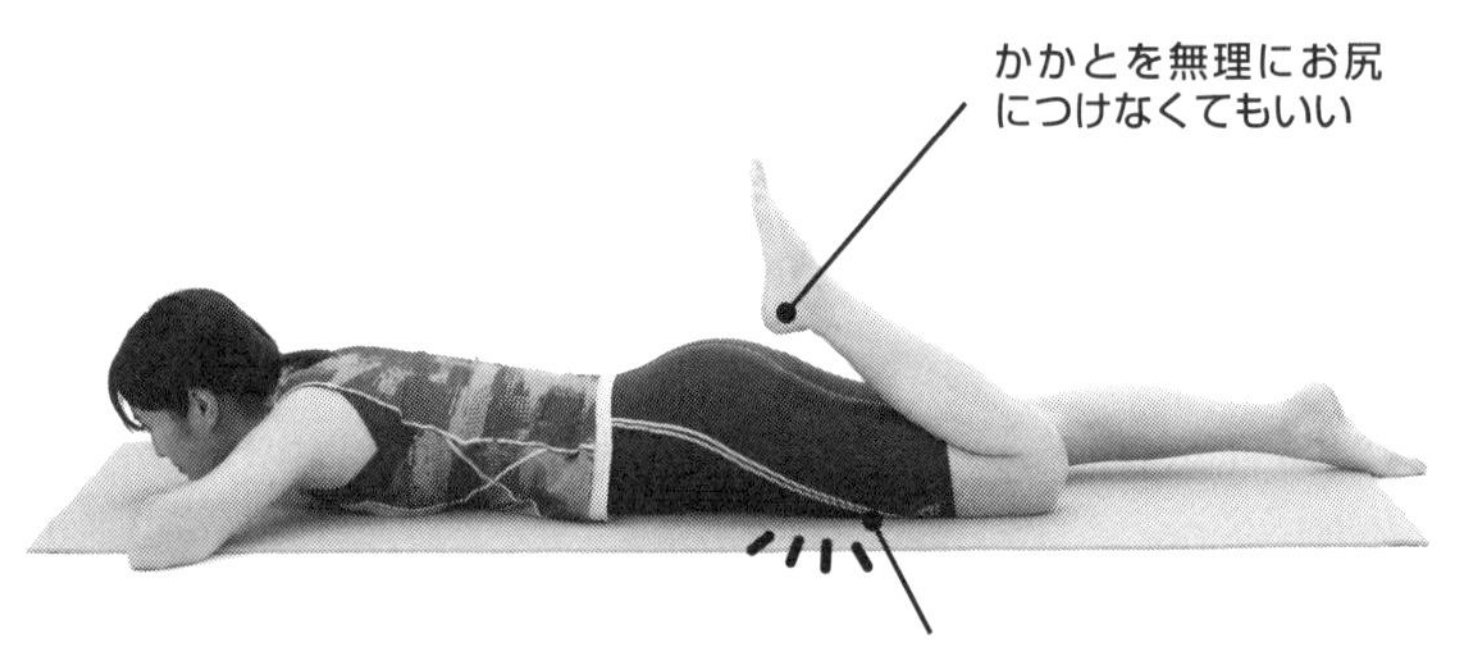

1〜**2**を左右交互に計 50 回行うのを１セットとし、朝晩に１セットずつ行う。

前もものばし②「前後開脚ストレッチ」

1 片方の足を前に出し、ひざと股関節を直角に曲げて片ひざ立ちになる。

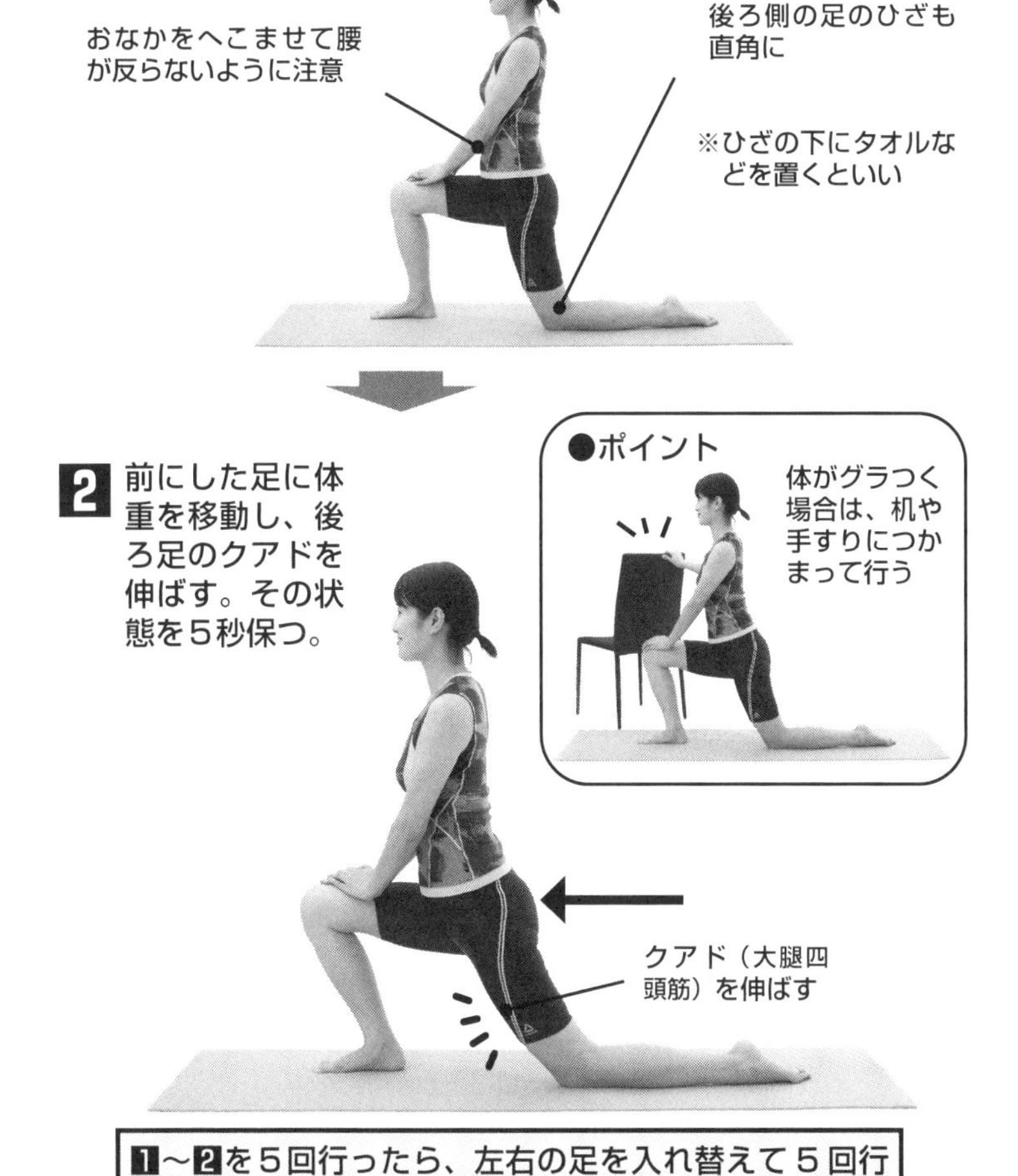

2 前にした足に体重を移動し、後ろ足のクアドを伸ばす。その状態を５秒保つ。

1〜**2**を５回行ったら、左右の足を入れ替えて５回行うのを１セットとし、朝晩に１セットずつ行う。

Q93 再発防止にやるべき運動はありますか？

これまでも述べてきたように、運動療法は、慢性腰痛の改善に大変効果的ですが、腰痛が治まったら再発防止のためにぜひ行ってほしい体操があります。それは、「キャットバック」です。

キャットバックは、**腰椎**（ようつい）**と隣り合う胸椎**（きょうつい）**（背骨の背中の部分）の柔軟性を高めて腰椎に集中する負担を分散するための体操**です。胸椎は肋骨（ろっこつ）とつながっているのであまり大きくは動きにくいのですが、胸椎を前後に大きく動かせるようになると、その分、日常動作で腰椎を動かさなくてすむようになります。つまり、腰椎に集中していた負担を減らして炎症や変形、変性の発生を防ぐことになり、腰痛の再発防止につながるのです。

キャットバックは、ネコになったつもりで**胸椎を上下に大きくたわませるように動かすこと**で、胸椎の柔軟性を高めます。これも1セット1分ほどでできる簡単な体操なので、毎日の習慣にしてください。慢性化していた腰痛や坐骨（ざこつ）神経痛が起こりにくくなることを実感する患者さんがおおぜいいます。

（西良浩一）

腰痛の再発を防止する「キャットバック」

1 四つんばいになり、腹圧をかけて背中を床と平行にする。

顔は下向き
手首は肩の下に

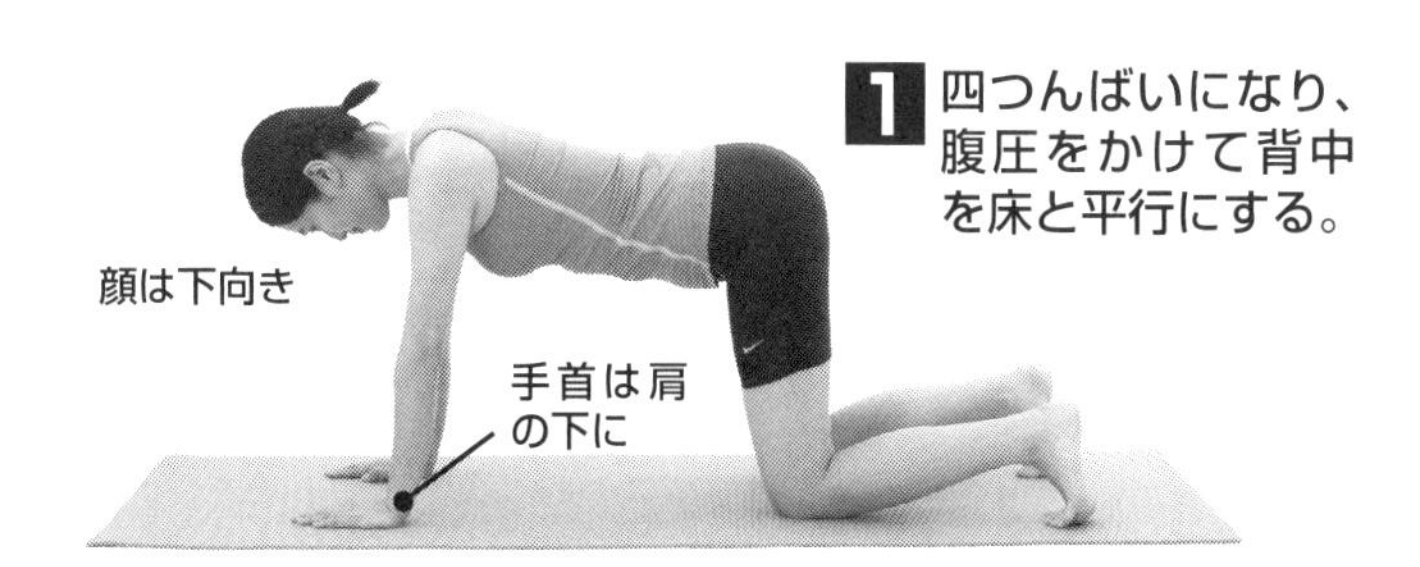

2 息を吸いながら頭を上げ、背中を反らせて腹部を伸ばしていく。

目線は正面
背中を反らす
胸を広げる

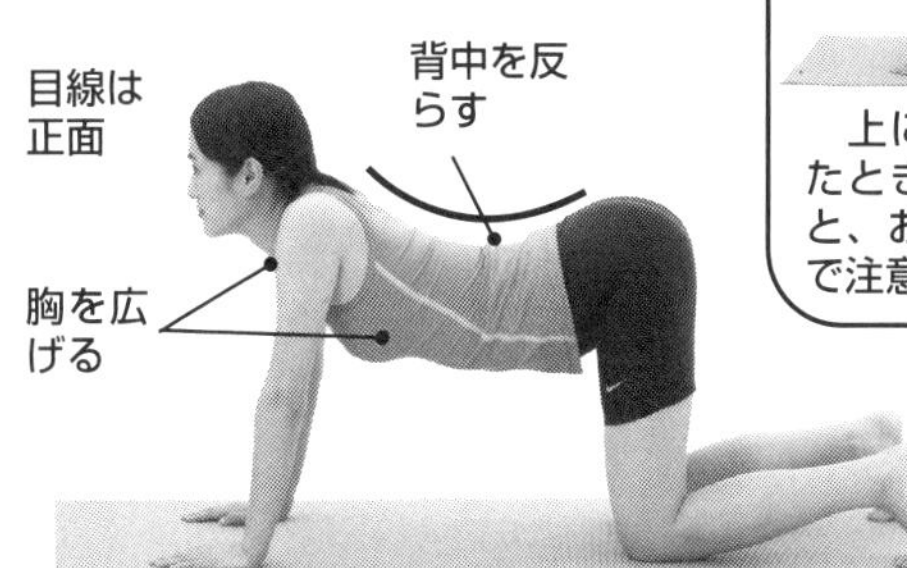

×よくない例

上に顔を向けて背中を反らしたときに腹圧がかかっていないと、おなかが下がってしまうので注意すること。

骨盤から順に動かすことを意識する

3 息を吐きながらあごを引き、手と手の間に頭を入れ、背中全体を丸めていく。

ヘソをのぞき込む

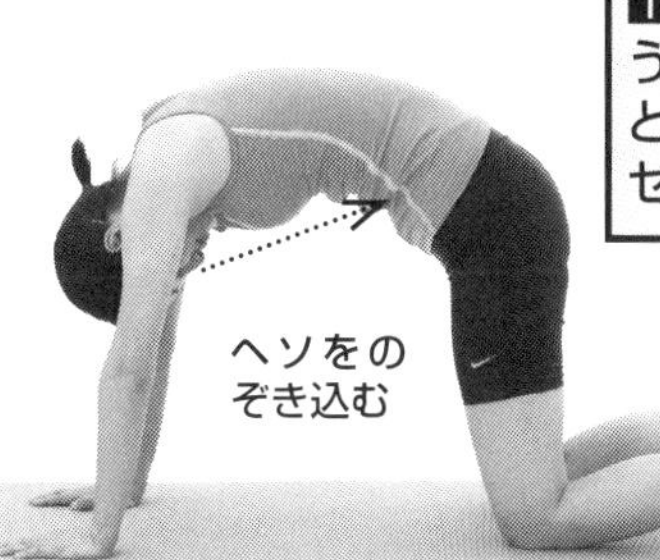

1～**3**を５回行うのを１セットとし、朝晩に１セットずつ行う。

Q94 ネコ背といわれます。治すいい方法はありますか？

デスクワークやスマートフォンの操作、車の運転や炊事など、現代人の生活では**ネコ背**の姿勢になりやすい状況がたくさんあります。

ネコ背になると、首が前に出た状態になるので、頭の重さを首や背中の筋肉で支えることになります。すると、背骨を下部で支えている腰椎や骨盤まわりの筋肉にも大きな負担がかかって筋肉も硬直してしまいます。**ネコ背は、腰痛の悪化や慢性化の大きな原因**なのです。

ネコ背を解消して腰痛を予防・改善するには、背中全体の筋肉をしなやかに保ち、関節の動きを滑らかにしておくことが肝心です。おすすめなのが、背骨と肩甲骨を大きく動かす**「ひじまる体操」**です。まずは手を肩に置き、ひじでなるべく大きな円を描くように動かしてください。前回し・後ろ回しを片ひじごとに各5回行います。慣れてきたら、両ひじを同時に回す体操にレベルアップさせましょう。そして、最終的には左右のひじを逆方向に回す体操にチャレンジしてください。足踏みを加えると、腰や骨盤の緊張もほぐれてさらに効果的です。

（渡會公治）

ネコ背を整える「ひじまる体操」

レベル１

手を肩に置き、ひじでなるべく大きな円を描く。前回し・後ろ回しを片ひじごとに各５回行う。

片腕ずつ回す

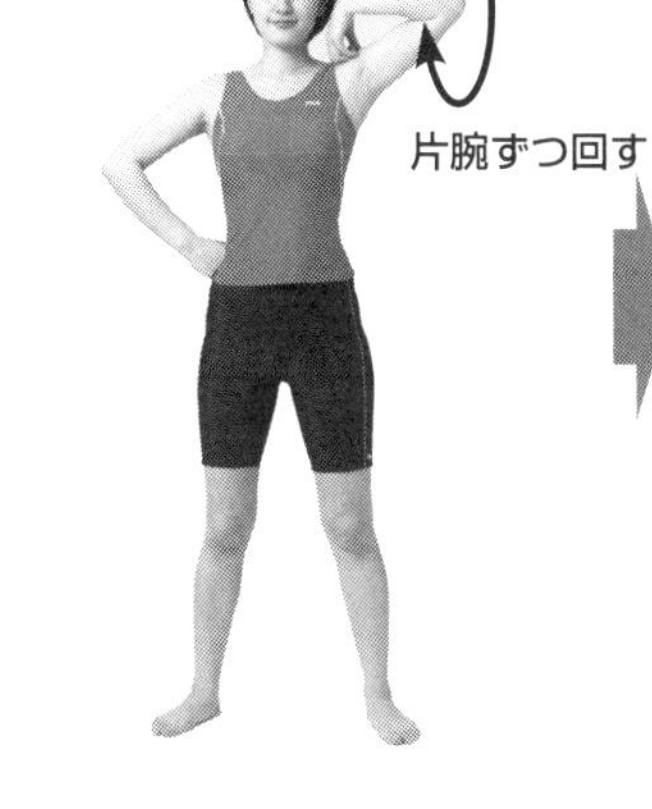

レベル２

両ひじを同時に回す。前回し・後ろ回しを各５回行う。

両腕を同じ
方向に回す

両腕を逆の
方向に回す
足踏みや前
進をしなが
ら行う

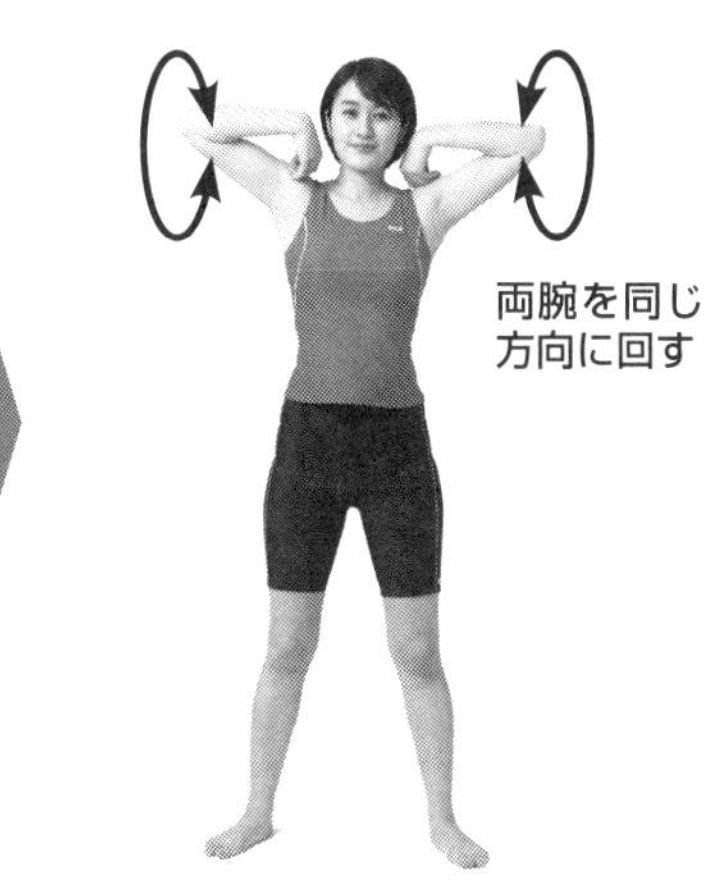

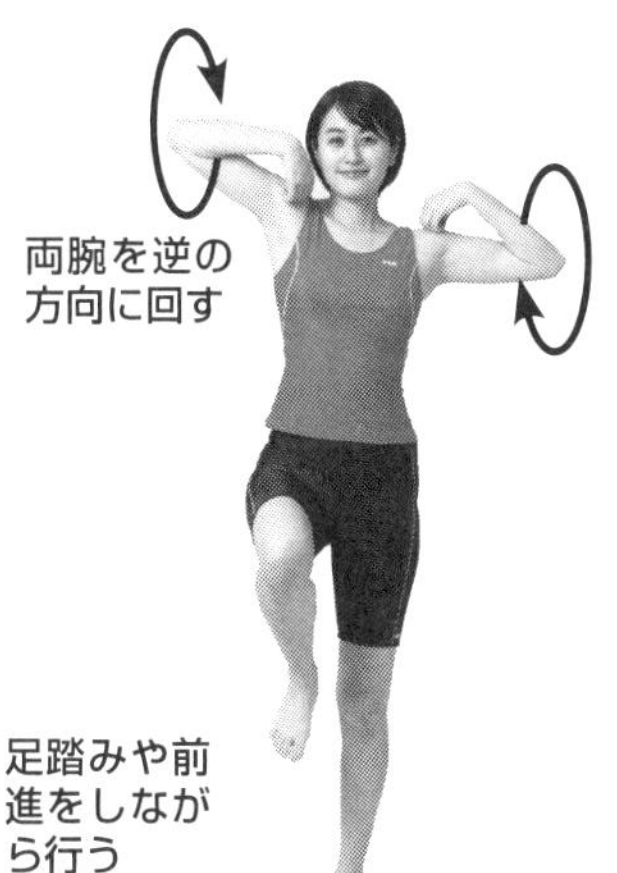

レベル３

左右のひじを逆方向に回す。右ひじは後ろ回し、左ひじは前回しを５回行ったら、左ひじは後ろ回し、右ひじは前回しを５回行う。足踏みをしながら行うとさらに効果的。

各レベルとも、５回行うのを１セットとし、朝昼晩に１セットずつ行う。

Q95 ヘルニアは運動療法で改善しますか？

腰椎椎間板ヘルニアの治療は、重い症状が見られないかぎり、薬物療法や運動療法などの保存療法が行われます。手術ではなく、保存療法が治療の基本となる理由は、ヘルニアによる痛みは自然に治るケースが多いからです。一般に、ヘルニアが自然治癒するまでにかかる期間は3ヵ月程度で、その後は足腰の症状も治まります。とはいえ、足腰の痛みやしびれなどの症状を訴える患者さんをほうっておくわけではありません。急性期の治療では、消炎鎮痛薬の内服や外用薬を用いる薬物療法を行います。激しい痛みを訴える患者さんには、神経ブロック注射を行うこともあります。

痛みが軽減してきたら、運動療法を行って痛みの再発を防ぎます。ヘルニアの患者さんにおすすめの運動が**「腰反らし体操」**です。かつては、腰痛では腰を反らす動作は禁忌とされてきましたが、運動療法への理解が深まるにつれ、腰反らしを行うと椎間板の前面が広がり、**後方に飛び出ていた髄核が前方に戻りやすくなるため、症状の軽減に役立つ**ことがわかってきています。この運動で痛みがかえってって強くなる場合には、ただちに中断してかかりつけの医師に相談してください。

（菊地臣一）

「腰反らし体操」のやり方

レベル1 ひじ立て腰反らし

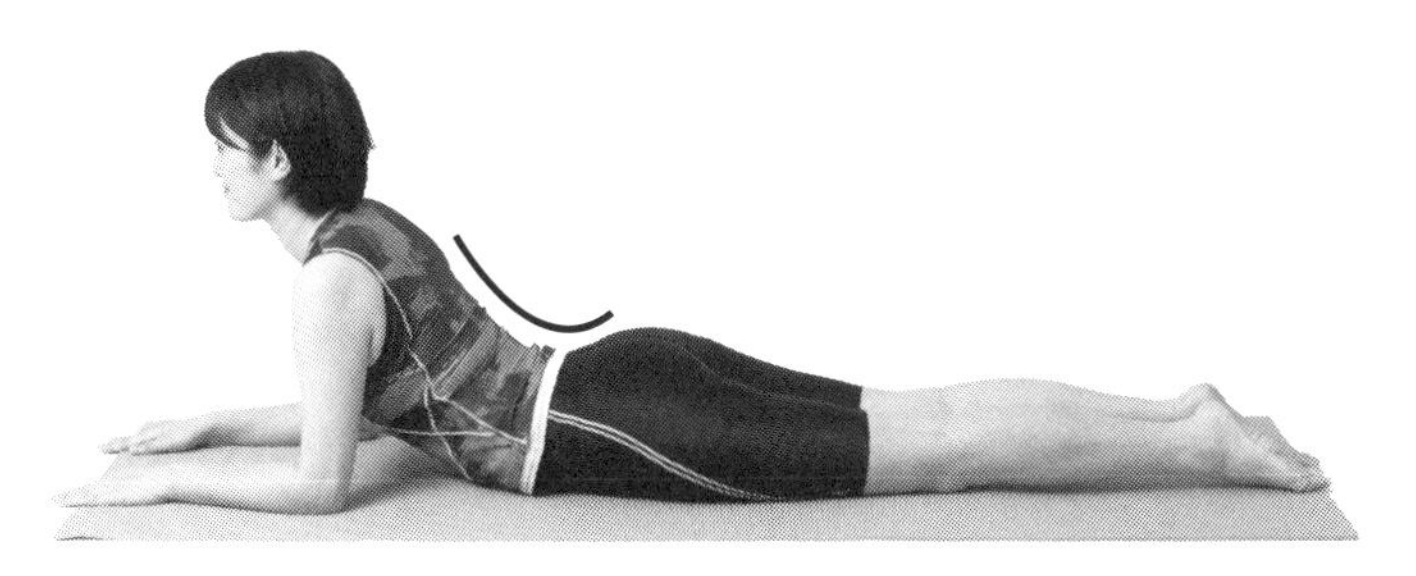

うつぶせになり、両ひじを床につけて上体を起こして腰を反らす。そのままの姿勢で 10 秒保ち、ゆっくりうつぶせの姿勢に戻る。上体を起こしている時間を徐々に 1 分間まで延ばす。

レベル2 腕立て腰反らし

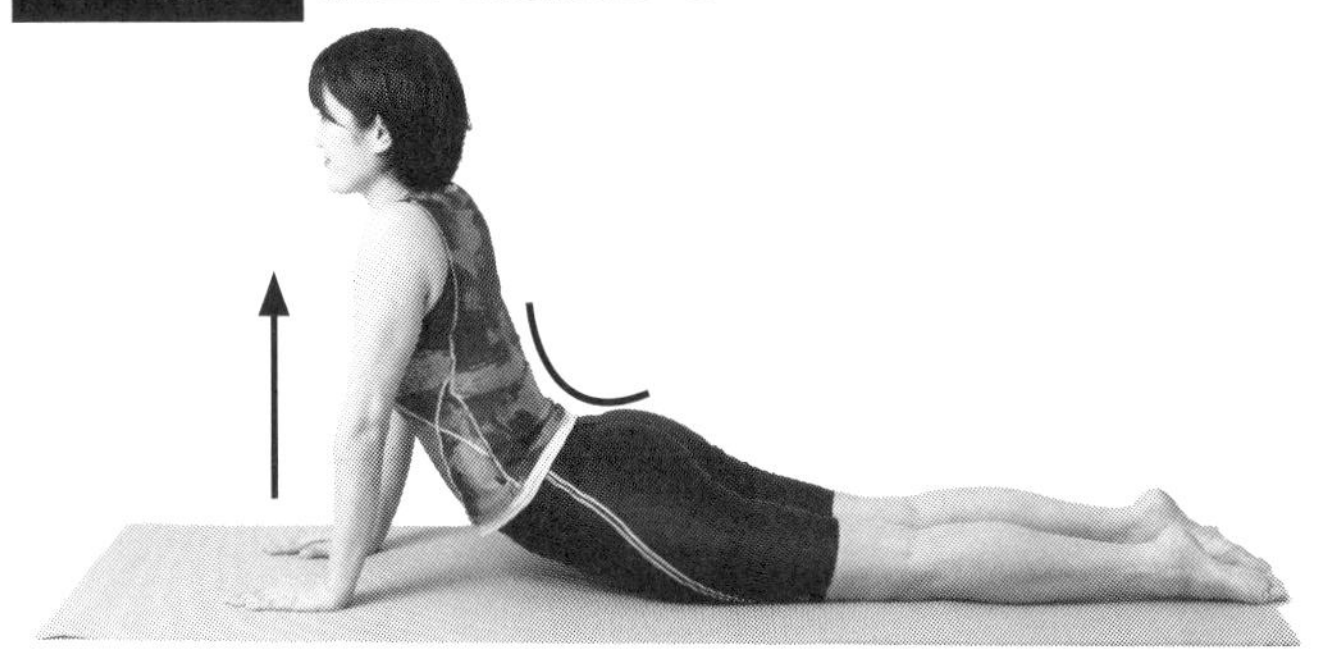

レベル 1 ができるようになったら、手のひらを床につけて上体を起こして腰を大きく反らす。そのままの姿勢で 1 分間静止してもとに戻す。
1 日 5 回から始めて、1 日 1 回ずつ増やしていき、1 日 10 回まで増やしたら、その後は 1 日 10 回を維持する。
決して無理はしないこと。症状が悪化するようならただちに中断してかかりつけの医師に相談する。

Q96 ヘルニアの運動療法は何をすればいいですか？

腰椎(ようつい)椎間板ヘルニアの運動療法は、急性期が過ぎて痛みが治まってきたころから**徐々に開始します。**背骨や骨盤まわりのストレッチをするなど、軽い運動から始めましょう。痛いからといって安静にしすぎると、むしろ回復が遅くなることがわかっています。できるだけ痛みが出ない動きを探して、**ゆっくりと呼吸しながら行います。**

ヘルニアの人におすすめなのが**大腰筋を伸ばす体操です。**背骨と股関節をつないでいる大腰筋を伸ばすことで痛みの軽減につながります。そこで、足の重みを利用した**「ゆっくり腰伸ばし」**を行ってみてください。ひざよりも高いベッドなどにあおむけに寝て両足の力を抜いて1分ほどリラックスするだけの簡単体操です（左ジペー参照）。

四つんばいの体勢で背骨から骨盤を伸ばす**「ネコの体操」**も、飛び出た髄核をもとに戻しやすくするとともに、こり固まった腰椎まわりの筋肉や靱帯(じんたい)などをゆるめて症状を改善に導く運動で、再発防止に役立ちます。ただし、椎間板ヘルニアの人は、腰を丸めると痛みが強まることが多いので、**1**の姿勢で痛みが強まる人は、無理をせず、できる範囲で行ってください。

（渡會公治）

ヘルニアの人におすすめの体操

●ゆっくり腰のばし

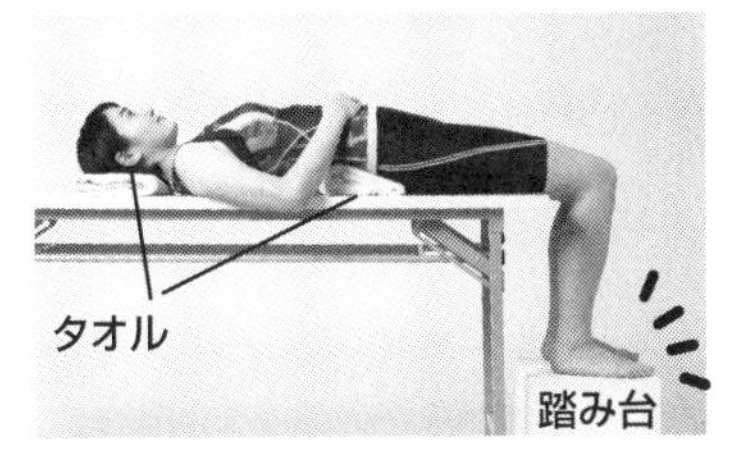

1 腰と首にタオルなどを当て、足は踏み台の上に乗せて、ひざより高い頑丈なベッドなどにあおむけに寝る。

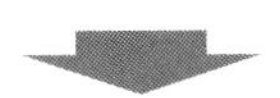

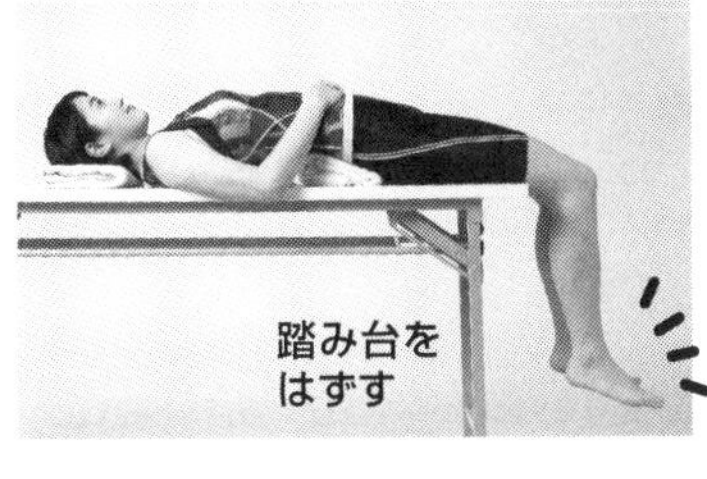

2 踏み台をはずし、両足の力を抜く。足の重さで腰が引っぱられるのを感じながら、約１分間リラックスする。

> **1**～**2**を行うのを１セットとし、朝晩に１セットずつ行う。

●ネコの体操

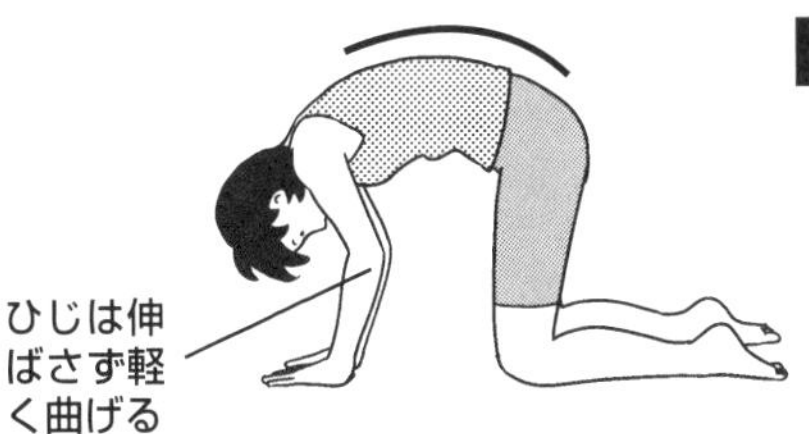

1 両手は肩幅、両ひざは腰幅に開き、四つんばいになる。息を吐きながら背中を丸めてヘソを見る。首に力を入れないこと。

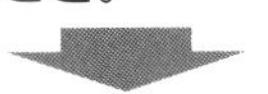

2 息を吸いながらひじを伸ばし、顔を上げて胸を張り、できる範囲で背中を反らせていく。

> **1**～**2**を５回行うのを１セットとし、朝晩に１セットずつ行う。

Q 97 脊柱管狭窄症は運動療法で改善しますか？

腰部脊柱管狭窄症では、足腰の痛みやしびれのために、日常生活が制限されたり、間欠性跛行（こま切れにしか歩けなくなる症状）のために外出を減らしたりする人も多く、運動不足に陥りがちです。しかし、安静にしすぎると、症状がいつまでも改善しません。というのも、脊柱管が狭窄した部分では、圧迫された神経が炎症を起こし、血流が低下して発痛物質が発生しています。運動には、血流を促して発痛物質を洗い流す働きがあります。また、血流がよくなれば、患部に新鮮な酸素と栄養が届けられて、患部の回復も早まるでしょう。さらに、運動で腰椎周辺の筋肉を鍛えれば、腰椎にかかる負担を減らすことができ、痛みの軽減につながります。

運動療法は、動かす力や範囲を自分で加減しながらできるので、正しく行えば安全性の高い治療法です。足腰の痛みやしびれが落ち着いたら、背骨を支える筋肉を鍛えてください。スクワットなら、腰椎まわりの筋肉だけでなく、下半身を支える大腿四頭筋などの筋肉までを一挙に鍛えることができます。これらの筋肉が鍛えられるにつれ、腰椎への負担が減り、痛みも軽減していくでしょう。

特に、壁の角を使って行う「コーナースクワット」なら、腰やひざを傷める危険が少なく、足腰の衰えた人でも正しいフォームで安全に行えます。（渡會公治）

「コーナースクワット」のやり方

1

壁の角から１歩半ほど前に立ち、背すじを伸ばし、足を90度に開く。両手は太ももの上に置く。

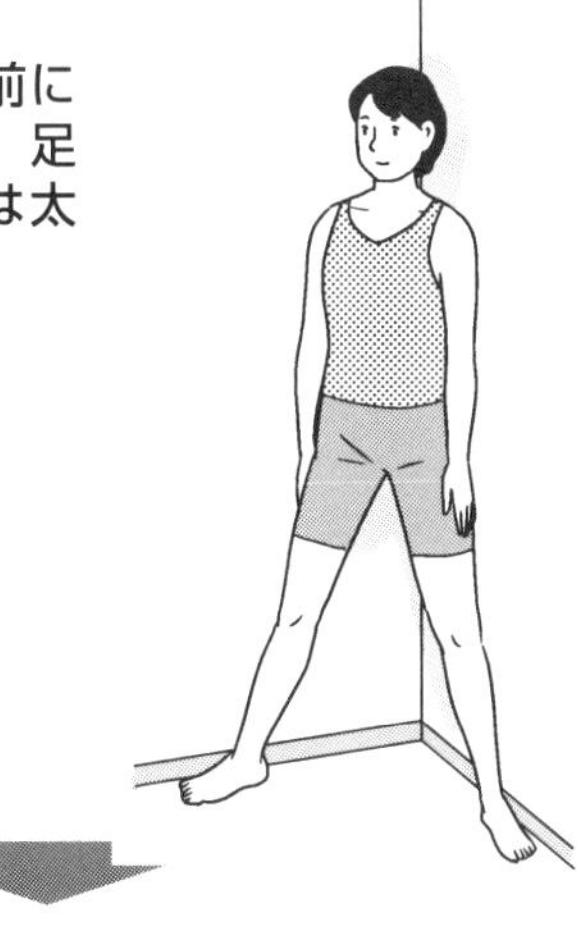

2

上体を前傾させ、壁にお尻をつけたまま股関節とひざを曲げて腰を落とす。ひざが爪先より前に出ないようにしながら、太ももとふくらはぎの角度が90度になるまで曲げる。動きを止めずゆっくりともとの姿勢に戻す。

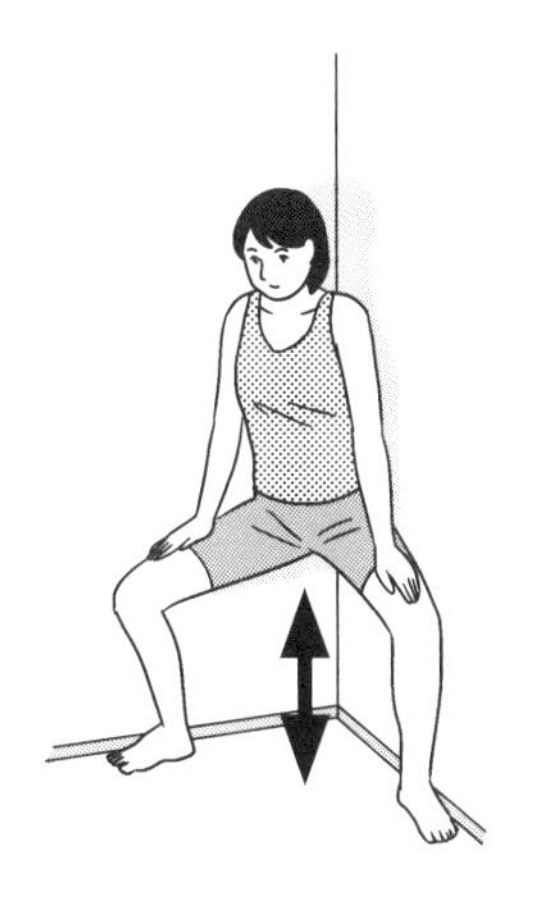

1～**2**を10回行うのを１セットとし、朝晩に１セットずつ行う。

Q98 脊柱管狭窄症で痛み・しびれがある私はまず何をすればいいですか？

腰部脊柱管狭窄症でつらいときでも、痛みが軽くなる姿勢や動きを探してできるだけ体を動かすほうが、早めの回復につながります。とはいえ、症状があるときに体を動かすのはつらいものです。そこで、私は、痛みやしびれのある患者さんに、まず初めに行う運動として寝たまま行える**「腹ばい体操」**をすすめています。

腹ばい体操は、うつぶせの姿勢で足を左右交互に引き上げるだけの簡単な体操で、痛みにより硬直した腰椎まわりの筋肉をほぐす効果があります。腰を反らさずにできるので、脊柱管狭窄症の患者さんでも無理なくできるでしょう。起床時に布団の中で行えば、睡眠中にこわばった筋肉をほぐして、1日を快適に始められます。

腹ばい体操に慣れたら、うつぶせの体勢で移動する**「ペタンコほふく運動」**を行ってください。この運動もらくにできるようになったら、**「コーナースクワット」**（Q97参照）や**「うつぶせ足ふり体操」**（Q99参照）も行って、体幹や下半身を支える筋肉を本格的に鍛える運動に切り替えていくといいでしょう。

（渡會公治）

「腹ばい体操」「ペタンコほふく運動」のやり方

1 うつぶせに寝て足を伸ばす

うつぶせの姿勢になり、両手を顔の前で重ね、足をまっすぐに伸ばす。

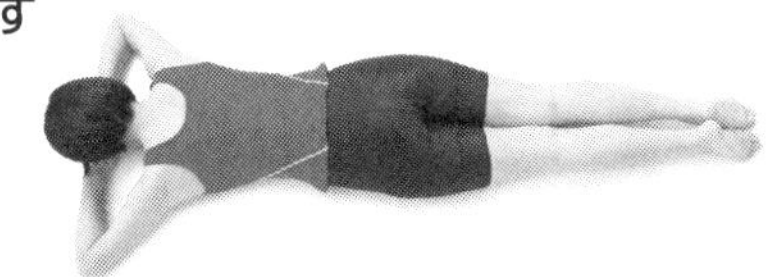

2 右ひざを引き上げる

顔を右に向け、右ひざを90度くらいまで曲げて引き上げる。

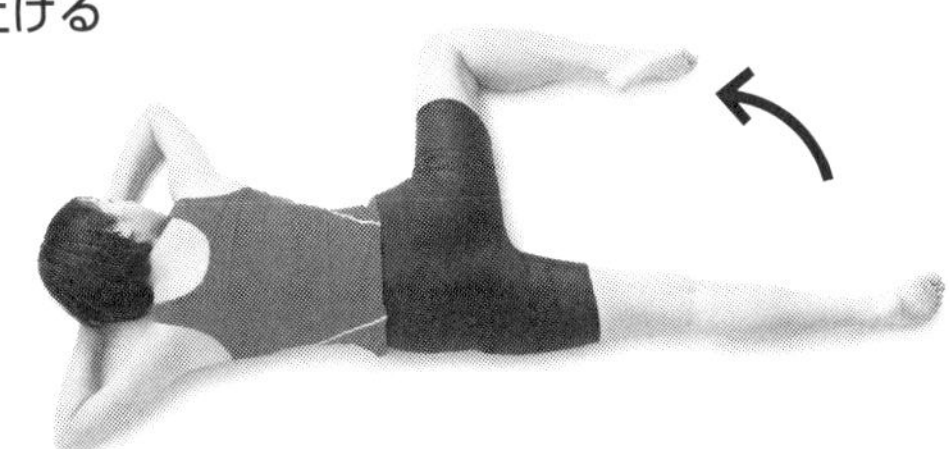

3 左ひざを引き上げる

1の姿勢に戻り、今度は顔を左に向け、左ひざを90度くらいまで曲げて引き上げる。

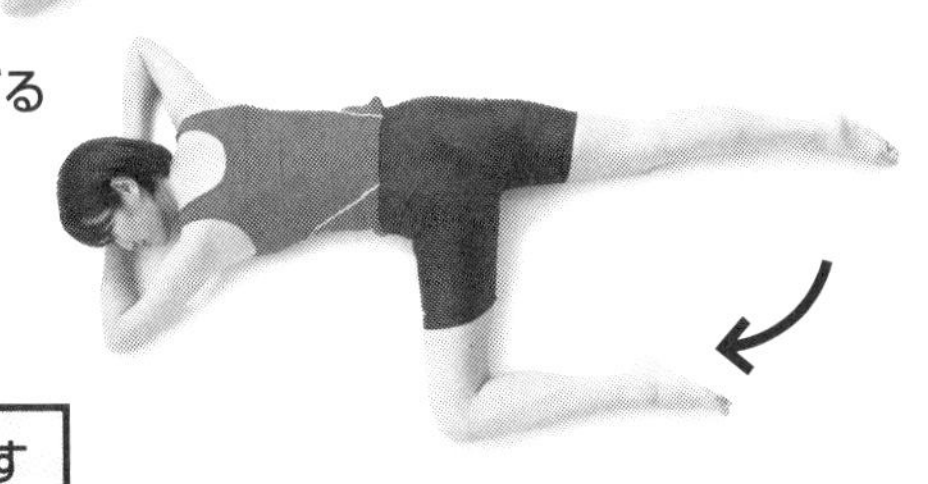

1〜3を５回くり返す

4 顔を上げてほふく前進･後退をくり返す

1〜3が慣れてきたら、1の姿勢から顔を上げ、交互に左右のひざやひじ、股関節、背骨を動かし、３〜５歩のほふく前進をする。続いて、同様にして３〜５歩後退する。

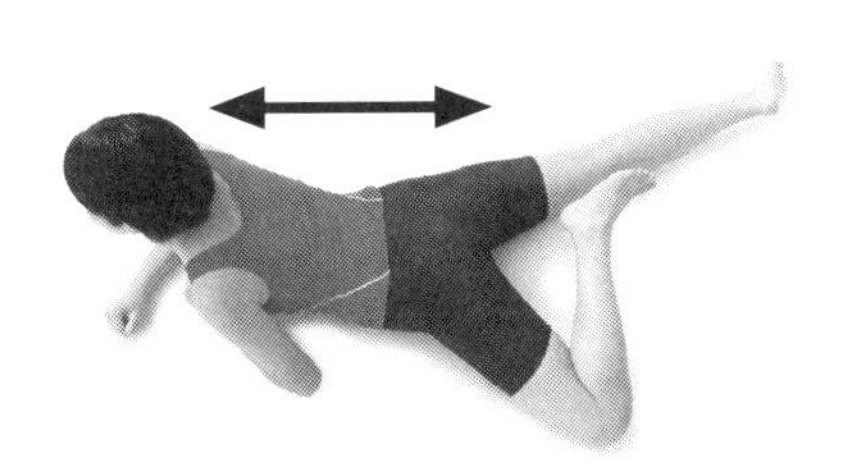

2〜3を５回くり返す

※１度にたくさん行うのではなく、１日何度かに分けて、くり返し行うといい。

Q 99 脊柱管狭窄症の症状が落ち着いたら何をすればいいですか？

腰部脊柱管狭窄症の痛みやしびれの症状が落ち着いた患者さんに、私は、腰椎を支える筋肉を鍛える運動として、うつぶせになってひざを曲げ、両足を車のワイパーのように左右に振る「うつぶせ足ふり体操」をすすめています。

うつぶせの状態で足を左右に振ると、日ごろ、あまり動かす機会のなかった上半身と下半身をつなぐ骨盤や股関節、上半身を支える背骨の周囲をほぐして整えることができます。同時に、背骨・股関節・骨盤を取り巻く筋肉が鍛えられるのです。

うつぶせ足ふり体操を毎日行えば、しだいに背骨や股関節はもとより、姿勢のゆがみまで正されていくでしょう。それに伴い、腰部の脊柱管にかかっていた負荷が減り、**神経への圧迫も除かれるので、痛みやしびれの軽減につながります。**

うつぶせ足ふり体操は、足の重さを利用し、小さな力で大きな運動効果が得られます。さらに、立っていると腰が痛む人でも、うつぶせなら上半身の体重が腰にかからず、負担も小さいという利点があります。

（渡會公治）

「うつぶせ足ふり体操」のやり方

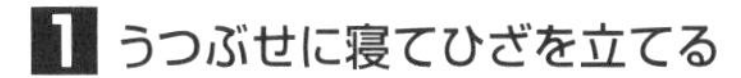

1 うつぶせに寝てひざを立てる

うつぶせの姿勢になり、両手を顔の前で重ねる。重ねた手にあごを乗せ、両足を離してひざを立てる。

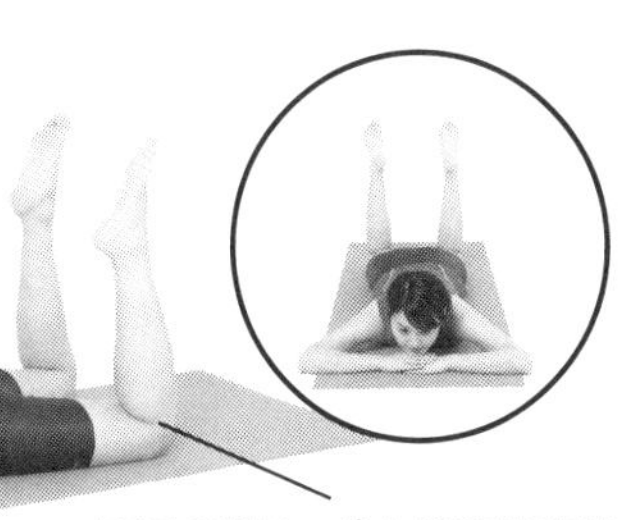

2 両足首を右に倒す

両ひざと両足首の間隔を少しあけた体勢から、両足首を右にゆっくり倒し（なるべく倒せるところまで）、もとの体勢に戻る。

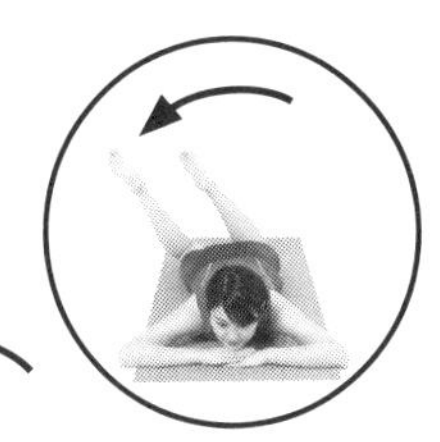

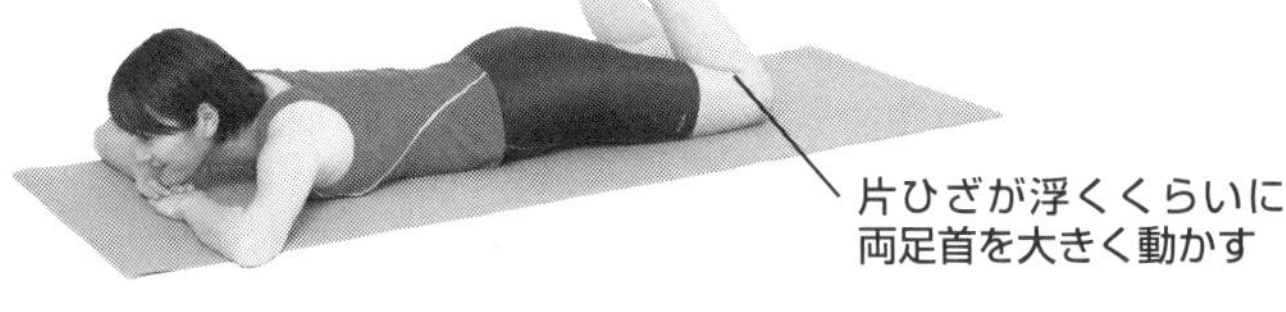

3 両足首を左に倒す

2と同様に、左側にも両足首を倒し（なるべく倒せるところまで）、もとの体勢に戻る。

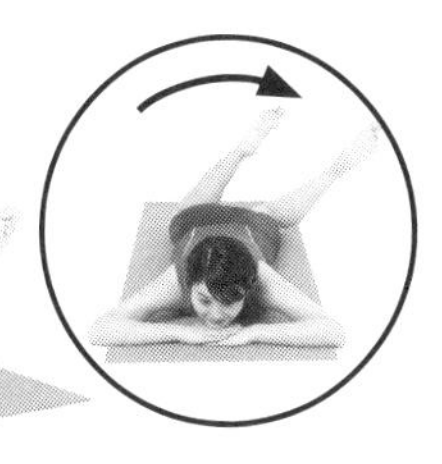

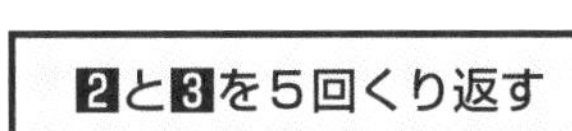

2と3を５回くり返す

※１度にたくさん行うのではなく、１日何度かに分けて、くり返し行うといい。

Q100 腰痛持ちでも歩いたほうがいいですか？

ウォーキングには、足腰の筋肉を強化し、腰椎（ようつい）への負担となる肥満を解消する効果があります。また、ウォーキング中には鎮静作用のある「エンドルフィン」や、自律神経のバランスを整える「セロトニン」といった脳内物質が分泌（ぶんぴつ）されることがわかっており、これもまた腰痛の軽減につながります。さらに、日光を浴びることで、体内では骨を強化するビタミンDが作られます。このようにウォーキングには、腰痛を軽減するさまざまな効果があるので、毎日の運動習慣として取り入れてください。

ウォーキングをするさいには、腰に負担をかけない歩き方を心がけてください。自分では左右の足を同じ力で交互に使っているつもりでも、実際は「強・弱・強・弱」といったように、片方の軸足に力が偏ってしまっていることが少なくありません。そこで、弱・弱・強の3拍子のリズムで歩く「ワルツdeウォーク」がおすすめです。3歩めをやや大またにするような気持ちで歩くのがポイントです。体重がかかる足が交互に入れ替わるため歩き方のクセが出にくくなり、体のバランスをくずさずに歩くことができるので、腰痛の予防や軽減につながります。

（渡會公治）

Q 101

腰痛のせいか、足腰の筋肉が弱ってきました。強める方法はありますか？

腰痛を抱えていると、外出がおっくうになって足腰の筋肉が衰えがちです。背骨を支える力が弱まって腰痛の悪化を招くほか、転倒や寝たきりにもつながるので、放置は危険です。

私がすすめている足腰の強化法が、「テーブルスクワット」です。スクワットは足腰の筋肉を一挙に強める理想的な運動ですが、運動不足の人にはきついものです。その点、テーブルスクワットなら、上半身の重みをテーブルに預けて行えるので、誰でも無理なく行えます。10回を1セットとして1日2セットを2～3日に1度の頻度で行えば、数週間で脚力が強まるのを実感できるでしょう。（吉原　潔）

テーブルスクワット

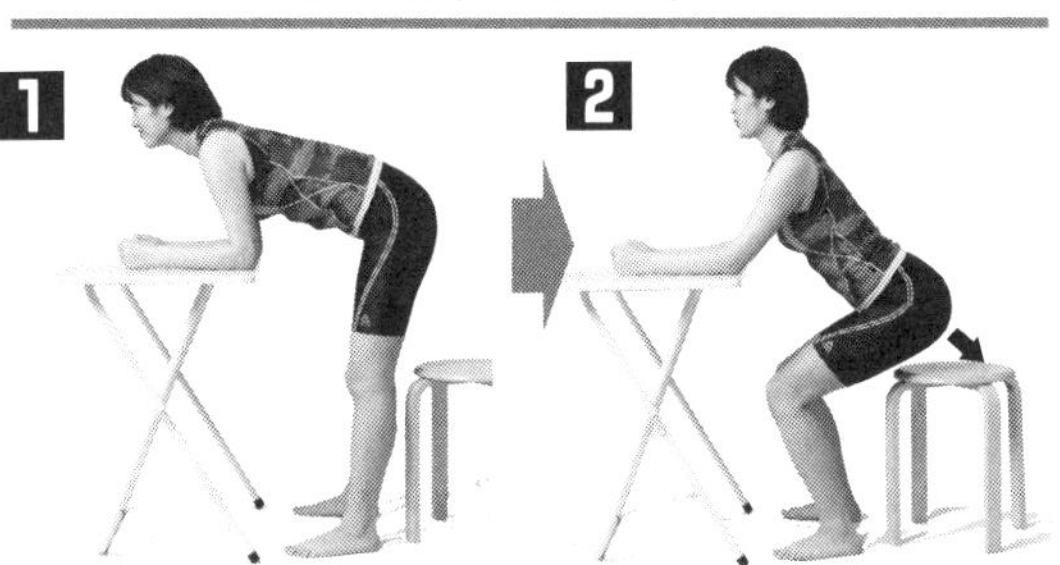

1 ひざの高さくらいのイスを後ろに置く。背すじを伸ばしてテーブルにひじから先をついて体重を支える。

2 ひざを曲げながら、イスに座るように3秒かけてお尻を下げ、3秒かけて1の姿勢に戻る。

Q102 腰椎の手術を受けた私でも運動療法を試して大丈夫ですか？

腰部脊柱管狭窄症や腰椎椎間板ヘルニアなどで腰椎の手術を受けたら、一定期間は安静が必要ですが、主治医から運動の制限が解除されたら、運動療法は無理のない範囲で積極的に行って大丈夫です。むしろ運動療法をしっかり継続することが、腰痛の再発を防ぎ、運動機能を維持する決め手といえます。腰痛がよくなったからといって運動療法をやめてしまうと、体幹筋が衰えたり太もものハムストリングスやクアド（大腿四頭筋）が硬くなったりして、腰椎の負担が増し、腰痛に再び襲われるリスクが高くなるのです。Q86で述べた運動療法の基本は、腰椎手術後にも当てはまります。

胸郭やハムストリングス、クアドのストレッチは積極的に行いましょう。また、手術部に負担がかかりにくいような体幹（腹筋・背筋）トレーニングも行います。

どの運動が効果的かは手術方法にもよるので、医師の判断を仰いでください。特に固定術を受けた人はQ93のキャットバックのような運動は難しいかもしれません。運動療法は無理なくできる範囲で継続することが重要です。

（西良浩一）

第9章

日常動作についての疑問 13

Q 103

腰に負担がかかる悪い姿勢は、どのような姿勢ですか？

スウェーデンの医師・ナッケムソンの研究によると、腰椎（ようつい）の椎間板にかかる圧力（椎間板内圧という）は、**直立の姿勢を100としたとき、**前屈の姿勢では150、イスでまっすぐに座っているだけの姿勢でも140に達するという報告があります。

さらに、**イスで前かがみで座ると椎間板内圧は185と2倍近くになり、前かがみで荷物を持つと275と**3倍近くにもなると報告されています。

デスクワークや荷物の運搬のさいには、前かがみ姿勢になりがちですが、腰椎への負担が大幅に増すのでさけたほうがいいでしょう。前かがみ姿勢による負担の蓄積が腰椎の変形や変性、腰痛の慢性化を招くのです。（久野木順一）

姿勢・動作別　腰椎への負担

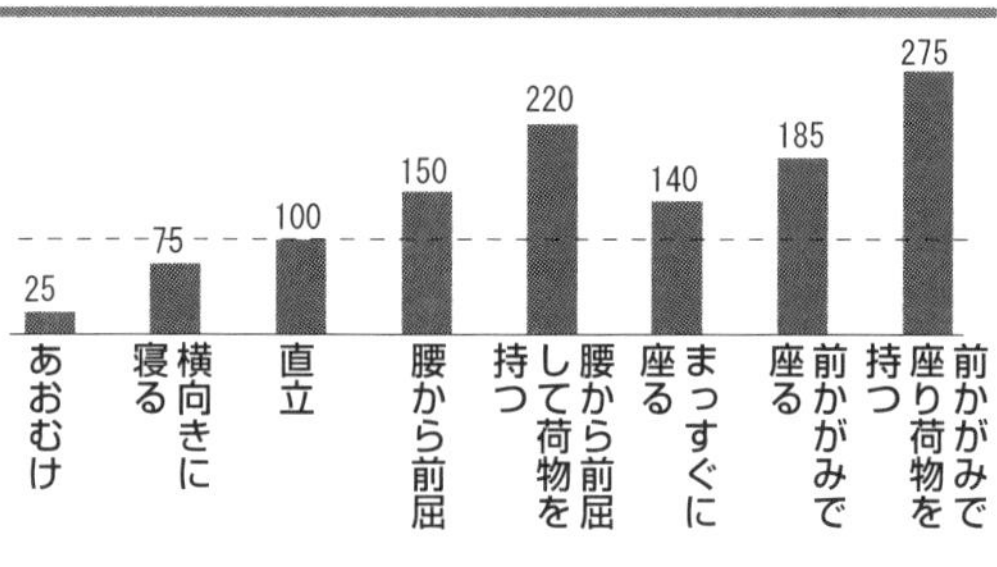

（出典：The load on lumbar disks in different positions of the body. A.Nachemson A.Clin Orthop Relat Res.1966 Mar-Apr;45:107-22）

Q104 ふだんどのような姿勢を心がければいいですか？

背骨は横から見るとS字カーブを描いており、腰椎は前方に弯曲しています。この腰椎前弯を保って腰痛の予防や再発防止を図る方法に、「LLST（Lumbar Lordosis Supporting Treatment）療法」があり、日本語では「腰椎前弯維持療法」と訳されます。腰を前に曲げると痛む「前屈障害型腰痛」に適した治療法ですが、「人間の生理的な正しい姿勢を保つ」という観点から、急性期を除いた後屈障害型腰痛（腰を後ろに反らすと痛む）も含めて、腰痛全般の予防に効果があるとされます。

LLST療法には、「腰椎前弯を保つ」という視点に基づいた6つのポイントがあります。①いい姿勢を保つ、②ひざ関節や股関節をうまく使う、③重い物は腕の力だけで持ち上げない、④腹筋や背筋を鍛えて背骨を支える、⑤腰をひねったまま動作をしない、⑥同じ姿勢を30分以上続けない。

日常で腰に負担がかかるような動作をするときには、LLST療法の6つのポイントに注意することで、背骨のS字カーブが維持でき、腰痛が起きても2～3週間で症状が軽減するとされています。

（久野木順一）

Q105 イスに座るときはどんな姿勢を取ればいいですか？

イスに座っているときは、腰に大きな負担がかかります。イスに座って前かがみでパソコンを操作するのが基本の仕事スタイルという人は多いでしょう。しかし、長時間、前かがみ姿勢を続けると、腰痛を招いたり悪化させたりする原因となります。

Q104で説明したように、腰痛を防ぐには「腰椎前弯（ようついぜんわん）を維持すること」が肝心です。イスに浅く腰かけた状態で背もたれを使うと、骨盤が後ろに傾いて腰椎前弯が失われてしまいます。イスには深く腰かけ、腹筋と背筋を使って背すじをしっかりと伸ばしましょう。あごは軽く引き、おなかは軽く引っ込めてください。正しい座り姿勢を維持するために、腰にクッションを当てるのもいいでしょう。キーボード操作などで前傾が必要なときには、両足を開いて浅く座り、腰を少し反らします。

また、正しい姿勢だとしても、座りっぱなしは厳禁です。30分に1度はイスから立ち上がり、軽いストレッチで筋肉の緊張を取り除きましょう。（久野木順一）

正しい座り方

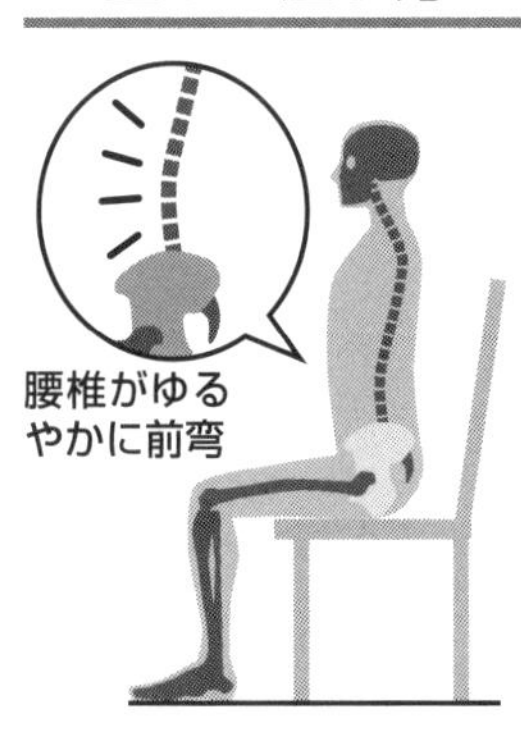

Q 106 デスクワークの私が腰痛を防ぐ方法はありますか？

オフィスでも、イスに座ったままでできるストレッチを定期的に行い、適度に筋肉の疲れを取りましょう。

（渡會公治）

イスに座ってできるストレッチ

❶イスに浅く腰かけ、足の裏をしっかりと床につける。顔は正面に向け、骨盤を立てて背すじを伸ばす。

❷体の後ろで指を組み、息を吸いながら腕を下に引いて５つ数える。このとき、お尻は後ろへ突き出すようにして、胸を張る。

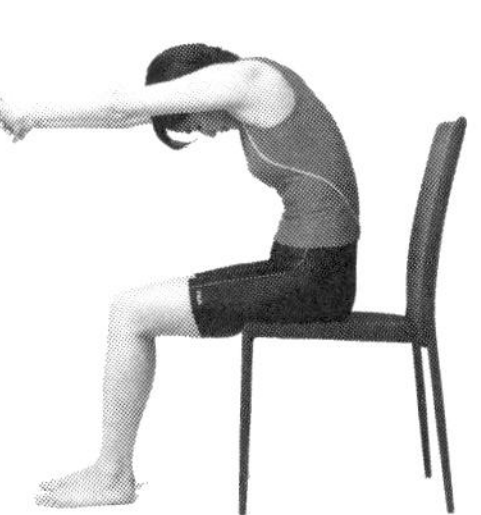

❸前で両手を組み、肩甲骨を広げるようにして腕を伸ばす。ヘソをのぞくようなつもりで背中を丸め、ゆっくりと５つ数える。

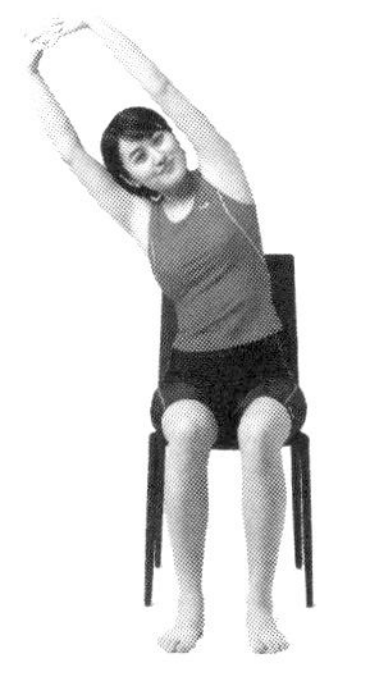

❹両手を頭の上で組み、５つ数えながら上体をゆっくりと右に倒していく。体を起こしたら、左側も同様に行う。

Q 107
床に座るときはどんな姿勢を取ればいいですか？

床や畳に座るとき、腰痛の人が特にさけたほうがいいのが、「あぐら」です。あぐらをかくと腰の部分が丸まり、腰椎の前弯が失われて腰への負担が大きくなるからです。また、両足を前に投げ出す座り方や、いわゆる「体育座り」も、骨盤が後ろに傾いて腰椎の前弯がなくなりやすいので、おすすめできません。

腰への負担が最も少ないのは、**「正座」**です。背すじをまっすぐに保ちやすく、腰椎の自然な前弯を維持しやすいのです。座布団をたたんでお尻の下に敷くと、腰椎への負担がさらに軽くなり疲れにくくなります。ひざや股関節が悪くて正座ができない場合は、イスを利用したり足を横に出して座る「横座り」をしたりしてください。女性に多い横座りは重心が左右どちらかに偏るので、ときどき左右の座る方向を変えて、腰椎の負担を減らしましょう。

（久野木順一）

正しい正座の姿勢

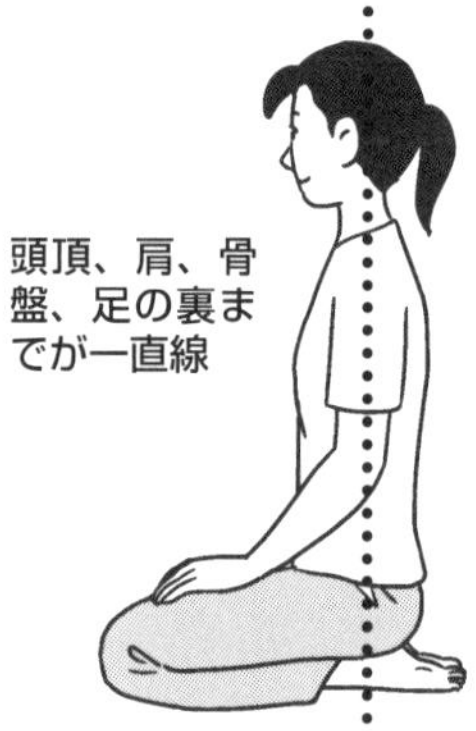

頭頂、肩、骨盤、足の裏までが一直線

Q 108 布団ではどんな姿勢を取ればいいですか？

一般に、腰痛のある人には、うつぶせ寝よりもあおむけ寝が適しているといわれます。あおむけで寝るさいには、ひざの下にたたんだ座布団やクッションを入れて、ひざ関節や股関節が軽く曲がった状態にしておくといいでしょう。腰椎の自然な前弯を維持しやすくなります。

腰椎椎間板ヘルニアのように前屈で痛みが強まる腰痛で、あおむけで眠れない人の場合は、おなかを突き出した横向き寝もおすすめです。腰椎の前弯を保てるため、痛みが改善しやすくなります。

腰部脊柱管狭窄症のように後屈で痛みが強まる腰痛の場合は、あおむけ寝か、腰をエビのように丸めた横向き寝がいいでしょう。脊柱管が広がって、神経への圧迫がゆるみ、痛みが軽減します。

（久野木順一）

寝るときのらくな姿勢

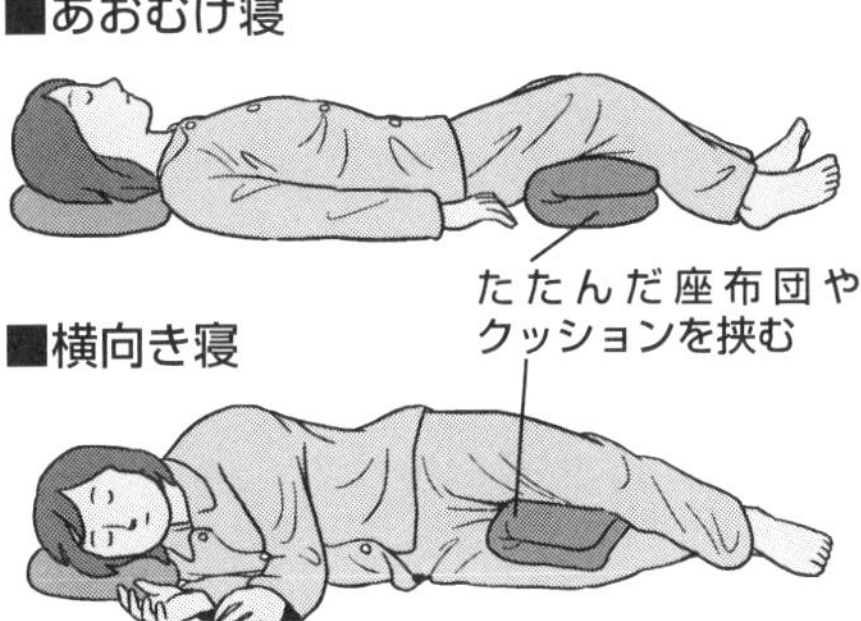

Q109 立つとき、歩くときはどんな姿勢がいいですか？

長時間立ちつづけていたり歩きつづけたりしていると、だんだん前かがみの姿勢になったり、腰が反りすぎて反り腰の姿勢になったりすることがあります。こうして重心が前後にずれると、腰椎の負担が増して腰痛を引き起こす原因になります。

腰痛がある人は、背すじを伸ばしてお尻を引き締め、あごは軽く引き、おなかを引っ込める「背骨のS字カーブが自然に維持されている姿勢」を心がけてください。このS字カーブこそが、体への衝撃をバネのように吸収する役割を果たしています。いつも腰椎の前弯を保つ姿勢を心がけ、腰椎に負担がかからないようにしてください。

背骨のＳ字カーブ

腰椎の前弯が特に重要

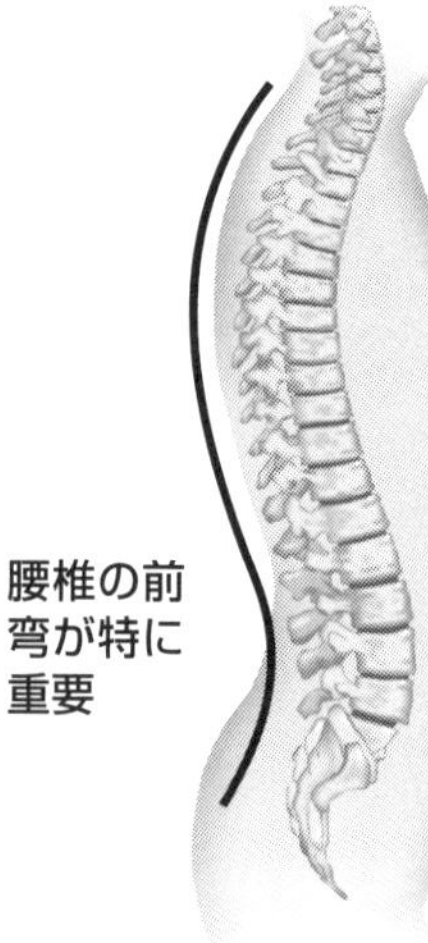

立つときも歩くときも背骨の自然なＳ字カーブを保つ

歩くときも同様です。背すじをしっかり伸ばして、背骨のS字カーブが保たれるよう意識しながら歩くことが大切です。

（久野木順一）

Q110 重い荷物を持つときギックリ腰やヘルニアを防ぐ方法はありますか？

床の荷物を持ち上げようとする動作も、腰痛を引き起こしやすい動作の一つです。「軽ければ大丈夫」と思うかもしれませんが、軽い荷物でも油断は禁物です。

物を持ち上げるとき、立ったまま腰だけを曲げて持ったり、腕の力だけで持ち上げようとしたりする人がいますが、これは気をつけないといけません。腰の負担が一挙に増して、ギックリ腰を起こす恐れがあるからです。

物を持ち上げるときは勢いよく持ち上げず、まずはおおよその重さを把握しておきます。それから股関節とひざを曲げて腰を落として荷物を体に引き寄せます。このとき下腹を前に突き出し、腰椎の前弯が保たれた姿勢を意識しましょう。そして、この姿勢のまま股関節から下の足の力でゆっくりりと荷物を持ち上げてください。

（渡會公治）

荷物を持つときの姿勢

○ ×

Q 111 ギックリ腰やヘルニアを防ぐためにほかに気をつけることはありますか？

激しいクシャミやセキをすると、上体が勢いよく前屈して腰椎(ようつい)や椎間板に急激に圧力がかかり、ギックリ腰を起こすことがあります。ときには、椎間板にかかった圧力により椎間板の髄核(ずいかく)が飛び出て、腰椎椎間板ヘルニアを招くこともあります。ギックリ腰や椎間板ヘルニアを防ぐには、日常生活で腰椎に大きな圧力を急激にかけないように心がけることが肝心です。

クシャミやセキが出そうになったら、急いで上体を起こして胸を張り、腰を少し反らせて腰椎前弯(ぜんわん)が保たれた姿勢を取ってください。この前弯がクシャミやセキによる衝撃を吸収し腰椎を守る働きをします。さらに、**壁やテーブルなどに手をついてクシャミやセキをすれば、**腰椎の急激な前屈を防ぐことができます。朝起きるときも急に起き上がらず、布団の場合は、いったん四つんばいになってから起き上がる、ベッドの場合は横向きになってから足を床に下ろすなど、**急に腰を動かさない、ひねらない動作を心がけ、**ギックリ腰やヘルニアを防いでください。

（渡會公治）

Q112 洗顔をするときギックリ腰が起こらないか心配。どうすれば防げますか？

腰椎(ようつい)椎間板ヘルニアなど、前かがみで痛みが生じる前屈障害型腰痛の患者さんから、朝の洗顔のときの「前かがみの姿勢がつらい」という話をよく聞きます。「ギックリ腰にならないか心配」という患者さんもいます。洗顔時の前屈姿勢は、体が前に倒れないようにバランスを取ろうとするため、背骨や腰に大きな負担がかかります。特に朝は椎間板の水分が多く傷めやすいので、腰椎前弯(ぜんわん)を保つ意識を持って行動することが重要です。

洗顔をするときは、両足を前後に開いてひざを軽く曲げてください。こうすることで骨盤が安定して腰が丸まるのを防げるので、腰椎への負担が軽くなります。また、洗面台下のキャビネットの扉部分に片方のひざをつけて体重をかけたり、踏み台を下に置いて片足を乗せたりするのもおすすめです。

（久野木順一）

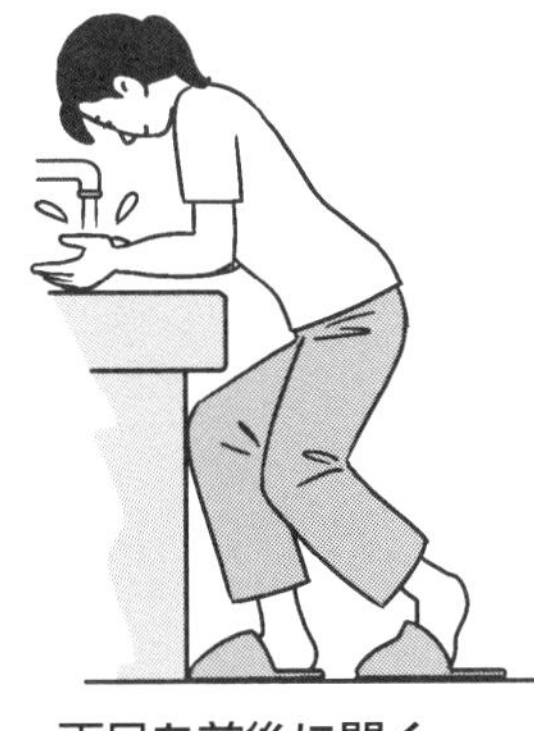

両足を前後に開く

Q 113 ヘルニアで悩んでいますが、台所仕事はどんな姿勢がいいですか？

台所で炊事をするときも、前かがみや中腰の姿勢になることが多いでしょう。腰椎(ようつい)椎間板ヘルニアでは、前かがみの姿勢で痛みが強くなり、腰部脊柱管狭窄症(せきちゅうかんきょうさくしょう)では、台所仕事で長く立ちつづけていると、足腰に痛みやしびれが現れることがあります。

台所での作業では、調理台の高さが問題です。作業面が低すぎると前かがみになり、高すぎると腰が反り返るからです。理想は、立ったときに、作業面がひじより少し低くなるくらいの高さです。調理台が低いときには10～20チセンの踏み台に片足だけ乗せて、前かがみにならないようにします。ときどき左右の足を入れ替えて、片方の足だけに負担がかからないようにしてください。調理台が高いときは、両足で乗ったときに、作業面がひじより少し低い位置にくるような高さの踏み台を利用してください。

（久野木順一）

ひじより少し低めの高さが適当
調理台は
作業台に乗せて片足を乗せる
踏み台

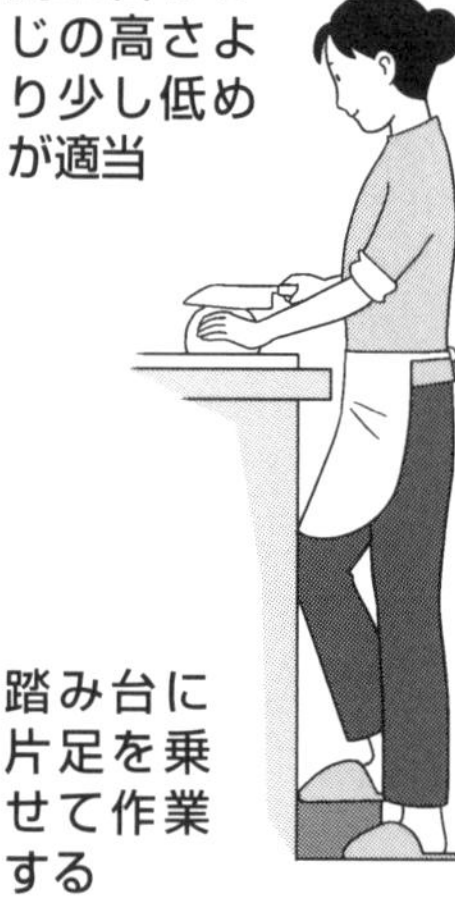

Q 114 腰が痛くて掃除がおっくう。腰痛を悪化させない方法を教えてください。

掃除機をかける作業は前かがみ姿勢になりがちで、腰椎の前弯が失われやすく、腰痛を悪化させる原因となります。掃除機をかけるときは、柄を長くして上体を起こし、両足を前後に開くと、腰椎の前弯を保ちやすくなります。家具の下など低い場所も、片ひざをついた姿勢で掃除機をかけるようにしてください。

四つんばいでのぞうきんがけは、腰に大きな負担がかかります。床のふき掃除をするときは、柄が長いモップを使って、腰椎の前弯を保った姿勢で行うといいでしょう。

浴室の掃除も、できるだけ中腰にならないように注意してください。浴槽の中を洗うとき、前かがみの姿勢で行うと上半身の重みを腰だけで支えることになり、腰椎に大きな負担がかかります。柄が長い浴槽ブラシで、片ひざをついて洗いましょう。

（久野木順一）

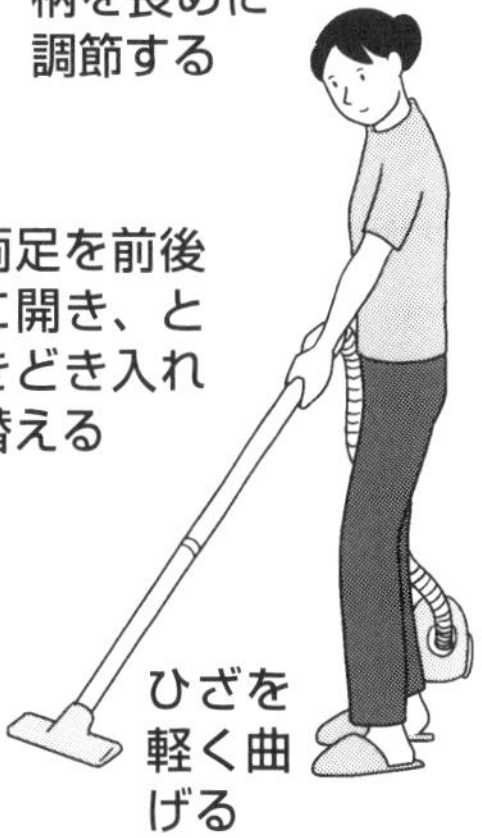

柄を長めに調節する

両足を前後に開き、ときどき入れ替える

ひざを軽く曲げる

Q115 車の乗り降りがつらいのですが、腰を痛めない方法はありますか？

車の運転で長時間、同じ姿勢を続けると、腰に大きな負担がかかります。車のシートに座るときは、ヘソを中心にして背もたれにぴったりと背中を当て、腰椎（ようつい）の自然な前弯（ぜんわん）を維持してください。腰痛や疲労の予防につながります。

運転前には次の点に注意して、ハンドルやシートの位置を調節するといいでしょう。

・ハンドルは、ひじが適度に曲がるくらいの体と離れすぎない位置にする。

・シートは、アクセルやブレーキを踏んでひざが伸びたときに、太ももの裏側が座面につく高さにする。

・背もたれの角度は、立てすぎず倒れすぎない120度くらいに設定する。

車を乗り降りするさいの中腰で腰をひねる動作は、腰痛持ちにはタブーです。いったんシートの端に横向きに腰かけて、両手で体を支えながら、車の乗り降りを行ってください。（久野木順一）

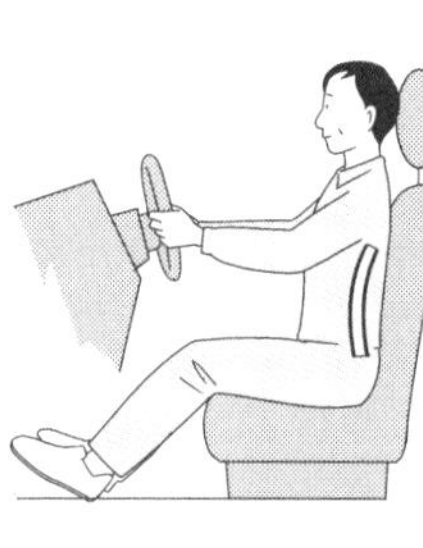

第10章

セルフケアについての疑問12

Q116 腰痛があるときは、安静にしたほうがいいですか？

腰痛治療の原則は、薬の内服、腰椎伸展運動、自重牽引などによりできるだけ早くから可能な範囲で体を動かし、早期に疼痛を軽減させることです。いつまでも安静にしていると、かえって回復が遅くなることが研究で明らかになっています。

体を動かさないでいると筋肉が硬直したり、関節の可動域（動く範囲）が狭くなったりして、腰痛を悪化させる原因となります。また、運動不足は腰椎周辺の血流不足を招き、患部に発生した発痛物質を洗い流すことができなくなって、なかなか痛みが軽減しません。**急性期の痛みが落ち着いたら、過度に安静にしすぎることなく、できるだけいつもどおりに動くといいでしょう。**

とはいえ、いきなり激しい運動をすると、腰痛を悪化させる恐れがあります。まずは軽いストレッチから始めて、ようすを見ながらいつもの生活動作を行うようにしていきます。腰痛の多くは重大な原因がない場合が多いので、徐々に改善していくでしょう。しかし、痛みが強すぎたり、症状の改善が見られなかったりするときは、速やかに整形外科を受診してください。

（久野木順一）

Q117 和式生活と洋式生活ではどちらがいいですか？

畳などの床に直接座る生活は、腰椎（ようつい）ばかりでなくひざへの負担も大きくなります。正座は背骨がまっすぐに伸びるので腰椎への負担は少ないのですが、ひざ関節を傷めやすくなります。ひざ痛があると正座ができないことも多く、その場合には、足を横に投げ出して座る横座りをしている人もいるでしょう。背骨全体と骨盤が左右にゆがんだ状態になります。同じ方向ばかりに足を投げ出すクセがつくと、腰椎の同じ部位に負担がかかり、腰痛が生じやすくなります。あぐら座りは、骨盤が後傾したネコ背の姿勢になりやすく、腰椎への負担が大きくなります。つまり、床に座る生活洋式は、多少の差はあるものの、腰椎には負担が大きいのです。

和式トイレでしゃがみ、その姿勢でいきむ動作も、腰への負担が大きくなります。できるだけ洋式トイレを利用し、便座に座るときは、背すじを伸ばして前かがみにならないようにしましょう。

中高年になったら、イスやベッドを使う洋式の生活を取り入れて、腰椎やひざへの負担を減らすように心がけてください。

（久野木順一）

Q118 階段をらくに上り下りする方法はありますか？

平坦な場所を歩くのに比べると、階段を上り下りするときには、腰椎に体重の何倍もの負荷がかかります。腰痛があるときは無理をせず、エレベーターやエスカレーターを使うようにしてください。こうした設備がなく、階段を利用しなければならない場合は、**一段ずつ両足を揃えながらゆっくりと上り下りする**のが基本です。

階段を上るときよりも下りるときのほうが、腰の痛みを強く感じる人が多くいます。これは、かかとで着地したときの衝撃が腰に伝わるためと考えられます。階段を下りるときは、爪先から床に着くと、腰への衝撃を減らせます。

また、階段では、手すりがあれば利用してください。体重の一部を手で支えられるので体全体が安定し、腰への負担も軽減します。手すりがない場合は、壁に手を添えるだけでも安定感が増します。室内であれば、体を斜め横向きにして背中を階段の壁に預けて移動するのもいいでしょう。

（菊地臣一）

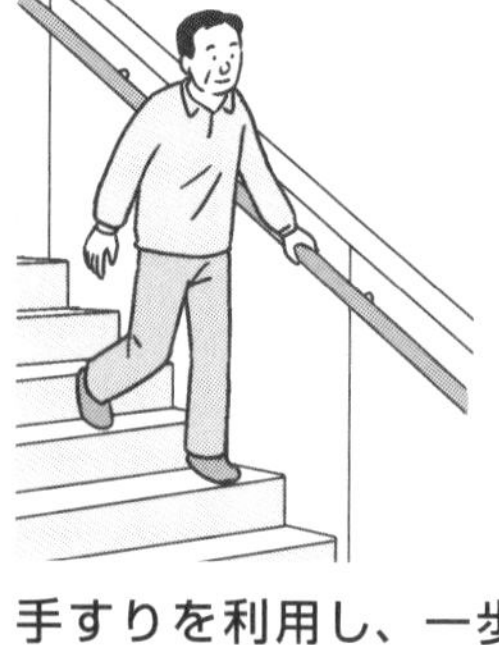

手すりを利用し、一歩ずつ両足を揃えて上り下りする

Q119 腰痛持ちのらくな歩き方を教えてください。

腰痛があるときの歩き方の基本は、腰椎前弯（ようついぜんわん）を保つことです。腰椎のゆるやかな前弯が歩行時の衝撃を吸収して、腰椎への負担を軽減します。らくに歩くポイントは、以下の5つ。**①まっすぐ前を見てあごを軽く引く、②肩の力を抜く、③胸を張っておなかに力を入れる、④ネコ背にならない、⑤かかとから着地する**（上の図参照）。

疲れてくると背中が丸まったネコ背になりやすく、姿勢を気にしすぎると腰が反りかえった姿勢（反り腰）になりやすいので注意してください。いずれも腰椎に負担がかかります。意識して胸を張り、背すじを伸ばして、腰椎の適切な前弯が保てるように心がけてください。

かかとから静かに着地し、爪先で自然に蹴り出して進むことを意識してください。長時間歩くときは、20～30分に一度、休憩を取るといいでしょう。休憩中は軽いストレッチを行うなどして、筋肉をほぐしておきましょう。

（菊地臣一）

らくな歩き方

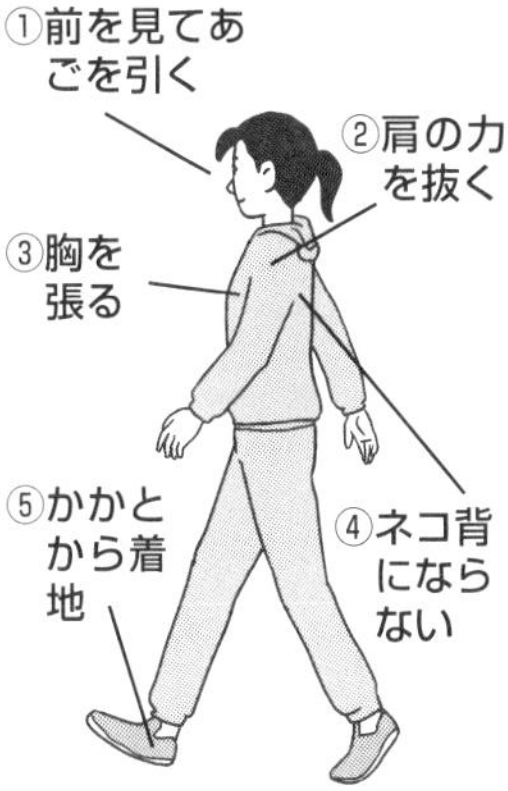

①前を見てあごを引く
②肩の力を抜く
③胸を張る
④ネコ背にならない
⑤かかとから着地

Q120 腰痛持ちに適したカバンはありますか？

腰への負担が少ないのは、左右の肩に均等に重みがかかるタイプのカバンです。特に、姿勢がくずれにくく、両手があくため自然な動作で歩くことができるリュックサックがおすすめです。素材自体が軽いものを選んでください。

リュックサックを背負うときは、荷物を入れる部分が背中に密着するように、肩ひもの長さを調節してください。肩ひもが長いと体との間にすきまができて、歩くたびにリュックサックが体に当たり、腰への衝撃となるからです。

片手で持つ手さげカバンや肩にかけるタイプのカバンは荷重が体の片側にかかるため、右手で持ったり左手で持ったりと、ときどき持つ手を替えてください。また、荷物を同じぐらいの重さに分けて、両手で持つ工夫をするなど、体の片側だけに重さがかからないようにしてください。

どんなタイプのカバンでも重すぎる荷物を入れると背中を反らせてしまうことになり腰に負担がかかるので、なるべく荷物を減らしてカバンを軽くするように心がけましょう。

（菊地臣一）

Q121 腰痛持ちに適した靴・靴下は何を選べばいいですか？

外出時の靴は、自分の足に合った歩きやすいものがおすすめです。チェックポイントは次のとおり。①甲が覆われていて足と靴がしっかり固定されているもの、②かかとを包み込むような構造のもの、③靴底に適度な弾力と硬さがあるもの、④靴の中で足の指を動かせるくらいのゆとりがあるもの。

よく「ハイヒールは腰痛を招く」といわれますが、今のところハイヒールと腰痛の因果関係は証明されていません。しかし、ハイヒールをはくと爪先立ちの姿勢になるので、体のバランスを取ろうとして反り腰の姿勢になりがちです。この姿勢では腰椎(ようつい)の負担が強まるので、腰痛があるときはハイヒールはさけたほうが賢明です。

偏平足の人は、土踏まずにフィットする起伏のある中敷きを使ってください。足裏のアーチが補助されて、歩行時の姿勢が改善して腰への負担が減ります。

靴下は、5本の指を自由に動かすことができる5本指靴下を選ぶことも選択肢の一つです。足指でしっかり地面をつかむことができるので足裏のバランスがよくなり、正しい姿勢を保てるようになって、腰への負担も軽減されます。

（菊地臣一）

腰痛全般 椎間板ヘルニア ギックリ腰 腰椎椎間板症 脊柱管狭窄症 椎間関節炎 圧迫骨折 分離症 すべり症 側弯症 その他

Q122 杖の持ち方・使い方はどうすればいいですか？

歩くときに腰が強く痛む場合には、杖(つえ)を利用するのもいいでしょう。歩行時の体重移動を支えてくれるので、腰への負担を減らすことができます。かかりつけの医師に相談し、自分に合った杖選びや杖の使い方の指導を受けるといいでしょう。

適切な杖の長さの目安は、身長の半分＋3㌢です。例えば、身長が154㌢の人であれば、154÷2＋3＝80㌢が最適な長さです。まっすぐ立ったときに、杖の持ち手の上端が手首のつけ根にくるものを選ぶという方法もあります。杖には、軽いものや重量感のあるもの、長さを調節できるものなどいろいろなタイプがあります。実際に試してみて、しっくりくるものを選びましょう。

杖の使い方は、T字グリップを中指と人さし指でT字部分を挟むようにして握ります。柄の片側だけを握ると杖にうまく体重が乗りません。

歩き方は、杖を右手で持つ場合は左足と同時に前に出し、左手で持つなら右足と同時に出します。（菊地臣一）

杖の持ち手の上端が手首のつけ根にくるものを選ぶ

Q123 電車やバスでらくな座り方・立ち方はありますか？

電車やバスでは、混雑のために座れず、揺れる車内で立ちっぱなしになるケースが少なくありません。すると、つい前かがみになったり腰を反らせたりして、腰椎前弯（ようついぜんわん）が失われがちです。毎日の通勤でこうした悪い姿勢をくり返していると、腰への負担が蓄積し、腰痛が発症する引き金になるのです。

満員電車の中では、同じ体勢が続くと腰への負担が大きくなるため、体重をかける足を左右入れ替えたり、カバンを持ち替えたりしてください。ひざが伸びきっていると反り腰になりがちなので、ひざの力を抜き、軽く曲げておきます。満員電車では無理な姿勢を強いられることもあるので、腰の痛みが強いときはできれば通勤ラッシュをさけることをおすすめします。

座席に座れた場合も、深く腰かけ、おなかに力を入れるようにして腰椎前弯を保つように心がけてください。背もたれと背中の間にたたんだタオルを当てるのもいいでしょう。タオルをベルトの位置あたりに当てると、腰椎の自然な前弯を支えることができ、らくに座ることができます。

（菊地臣一）

Q124

腰に負担をかけないスマートフォンの持ち方はどうすればいいですか？

スマートフォンの画面を見たり操作したりするさいには、うつむいたネコ背の姿勢になりがちです。すると、頭を前に突き出した姿勢になり、重心のバランスを取ろうとして背骨や背骨を支える筋肉に大きな負担がかかります。頸椎（背骨の首の部分）や腰椎の前弯が失われて、首や腰に痛みが現れるのです。

スマートフォンを操作する場合は、できるだけ顔の高さに画面を持ち上げ、前かがみにならないように気をつけてください。

また、寝ころんで画面を見る動作も、腰椎に大きな負担をかけるので、さけるようにしましょう。

（菊地臣一）

スマートフォンの持ち方

×
○
スマートフォンを目の高さに上げる持ち方
うつむいて操作しないこと

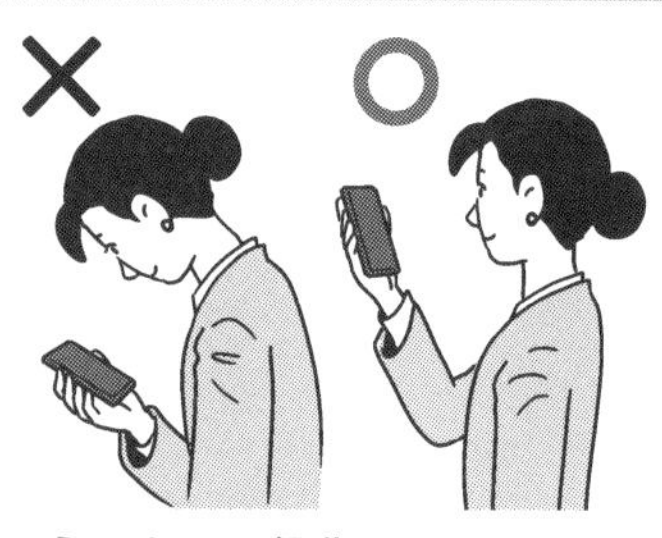

Q125 腰を痛めない入浴法のアドバイスをお願いします。

入浴には腰痛を改善するさまざまな効果があります。体が温まって全身の血流が促され、患部周辺の発痛物質が洗い流されたり、痛みで硬直していた筋肉がほぐれて腰を動かしやすくなったり、自律神経（意志とは無関係に血管や内臓の働きを支配する神経）がリラックスして痛みが軽減したりすることがわかっています。入浴時は次のことに注意をし、ぬるめのお湯にゆっくり（15分以上が目安）漬かりましょう。

①浴室内はよく温めておく。寒いと筋肉がこわばり痛みを招きやすくなる。②浴槽に入るときは、浴槽のフチに腰かけてから体の向きを変え、片足ずつ入る。③前かがみで物を取らない。④シャンプーや石けんなどのよく使うものは、体をかがめたり手を伸ばしたりしなくても届く位置に置く。

足を伸ばすなど、浴槽内の姿勢によっては腰痛が強まることがあります。その場合は、お湯の中に浴用のイスを沈め、背すじを伸ばして座るといいでしょう。腰椎（ようつい）への負担が少ない腰椎前弯（ぜんわん）が保たれた姿勢になるので、痛みが出にくくなります。お湯に肩まで漬かれませんが、半身浴でも腰痛軽減の効果は十分にあります。（菊地臣一）

Q 126
朝起きると腰痛がつらい。布団や枕はどのように選ぶのがいいですか？

朝起きたときに腰や体のあちこちが痛むなら、寝具が体に合っていない証拠です。少し前までは、腰痛があるときは硬い寝具がいいとされていました。しかし、今では適度な硬さがあり、あおむけで寝たときに背中のS字カーブが維持できて、横向き寝では背骨が一直線になるものがいいとされています。

寝ているときの姿勢も大切です。あおむけに寝るときにひざを伸ばしたままだと腰が反りやすく、痛みを招きやすくなります。ひざの下にタオルやクッションを入れ、ひざと股関節が軽く曲がった状態で寝ると、腰椎前弯が保てるので腰椎への負担が少なくなり、痛みがらくになります。

（菊地臣一）

理想の寝姿勢とは

●あおむけで背骨のＳ字カーブが維持できている

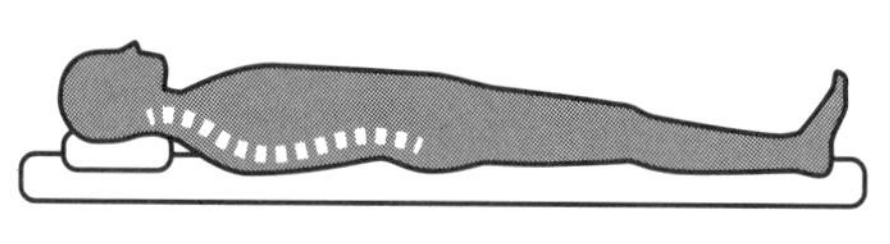

●横向きでは背骨がまっすぐ一直線になる

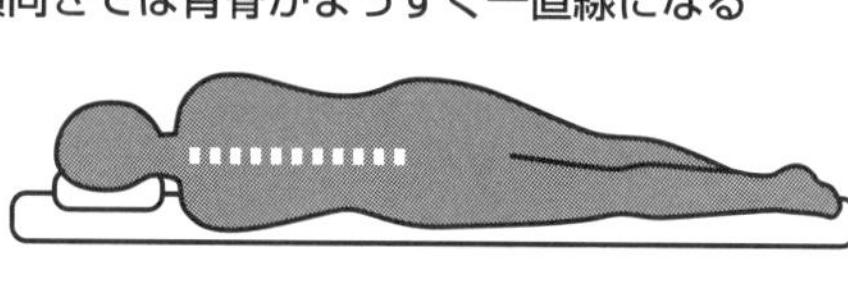

Q127 腰痛に効くツボはありますか？

東洋医学では、人間の体には「経絡」という「気・血・津液（体液）」が流れるルートがあり、これらが滞りなく全身をめぐっている状態を、西洋医学でいう「健康」としています。一方で、五臓六腑に異常が生じると、経絡上にある「経穴」と呼ばれるツボに気・血・津液の滞りが現れるとしています。ツボを刺激すると、経絡を通じて刺激が患部に伝わり、滞りを解消して患部を癒やすと考えられています。

腰痛を解消するツボとしては「**大腸兪**」「**腎兪**」「**志室**」「**委中**」などがよく知られています。ほかにも腰痛に効くとされるツボがあり、体の後ろ側や腰の周辺に集中しています（次ページの図参照）。

腰やお尻などの背中側にあるツボは、両手を背後に回してこぶしを作り、ツボにグリグリと押しつけて刺激するといいでしょう。1分間ほどツボを押すのを1ヵ所当たり4～5回くり返します。足のツボは、片ひざを立てて床に座り、親指や人さし指、中指をツボに当て、足をつかむようにして押します。足首のツボは親指と人さし指でつまむようにして1分間ほど押すのを4～5回くり返してください。

（渡會公治）

腰痛に効く主なツボ

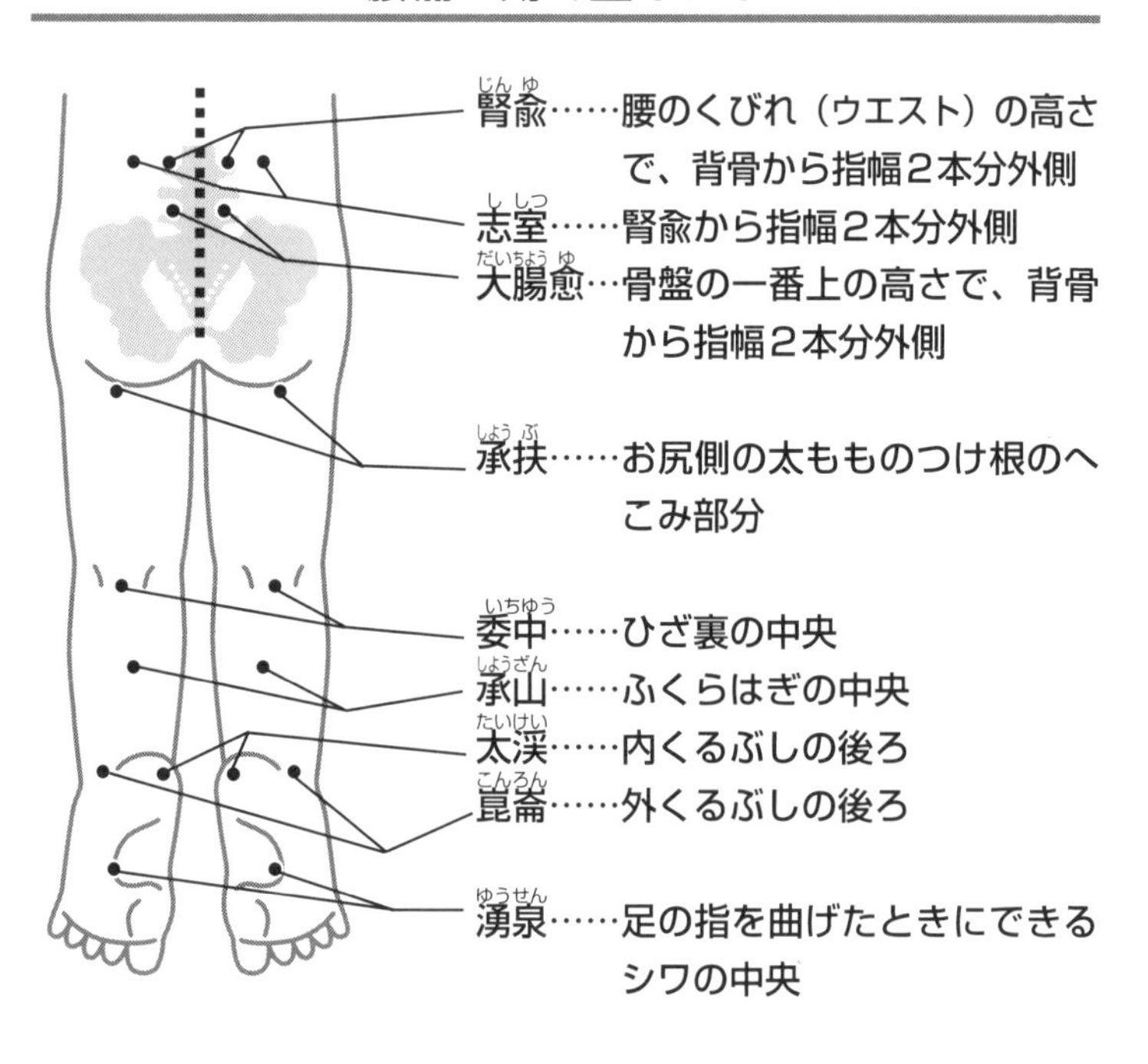

ツボの押し方

●背中のツボの押し方

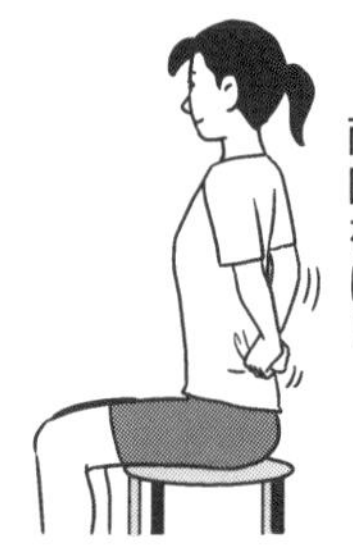

両手を背後に回してこぶしを作り、ツボにグイグイ押し当てる

●足のツボの押し方

片ひざを立てて床に座り、親指や人さし指、中指をツボに当て、足をつかむようにして押す

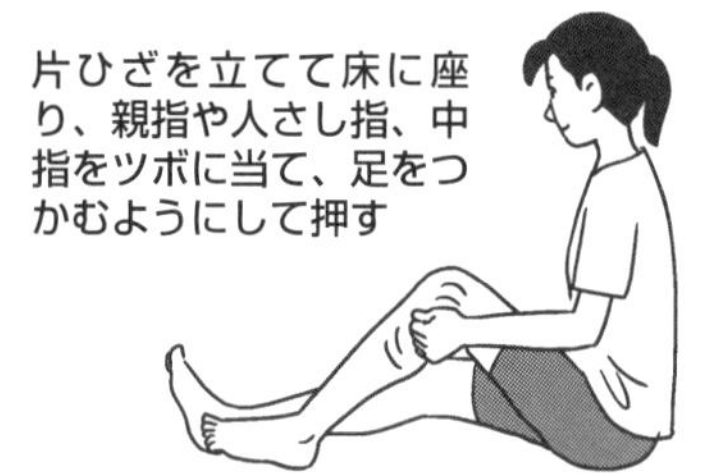

第11章

食事についての疑問4

Q128 太っていると腰痛になりやすいですか？

太っていると、腰椎（ようつい）に上半身の重みが集中して、大きな負担になることはたやすく想像できると思います。そればかりではなく、太っていると姿勢にも変化が現れて、これが腰椎の負担を増大させるのです。というのも、太っておなかが出ている人は、重心が前方にあるために、体のバランスを取ろうとして腰を反らせた「反り腰」の姿勢になりがちです。すると、背骨の自然なS字カーブが失われて、腰椎に大きな負担がかかって腰痛が現れやすくなるのです。

肥満している人は、まず適正体重に戻すことが、腰痛を解消する第一歩となります。減量の基本は、食事量を減らして、運動をすることです。食事は腹八分を目安に、栄養バランスを考えながら、三食きちんと食べることです。アルコールは控えめにするといいでしょう。少し体重が減ってきたら、代謝をよくするためにしっかりと運動を行ってください。有酸素運動のウオーキングや浮力を利用した水中運動など、腰に負担がかからないものがいいでしょう。近い距離なら歩く、エスカレーターではなく階段を使うなど、生活の中で運動量を増やすことも大切です。

（菊地臣一）

Q129 食事で気をつけたほうがいいことはありますか？

骨や軟骨、筋肉や靱帯（骨と骨をつなぐ丈夫な線維組織）、さらには神経などにより構成される運動器が弱くなると、腰痛ばかりでなく、多くの整形外科疾患、ロコモティブ症候群（骨や関節、筋肉など運動器の衰えが原因で、「立つ」「歩く」といった機能が低下している状態）、フレイル（加齢により心身が老い衰えた状態）の原因となります。バランスの取れた食事と栄養はしっかりした運動器を維持するうえで重要です。

まず、骨の主成分であるカルシウムはとても不足しやすい栄養なので、特に更年期以降の女性はたくさんとることが重要です。ヨーグルトやチーズなどの乳製品、イワシなどの魚、ワカメやヒジキなどの海藻もカルシウムが豊富です。

また、軟骨や筋肉、靱帯をつくるのに必要なたんぱく質（アミノ酸）を補給するため、肉や魚、大豆製品、卵などもよく食べましょう。特に高齢者は、粗食になりがちでたんぱく質がとても不足しやすいので、腎機能が著しく低下している状態でなければ、意識してとるようにしたいものです。

さらに、腰部脊柱管狭窄症や腰椎椎間板ヘルニアでは、神経がダメージを受けやすいので、神経の修復を促すビタミンB_{12}も、しっかりとっておきたい栄養です。ビタミンB_{12}を多く含む食品としては、アサリやシジミといった貝類、イワシなどの魚、牛乳やチーズなどがあげられます。

　これらの栄養を不足なく補うことが重要でしょう。特に65歳以上の高齢者はたんぱく質の摂取が不足してフレイルの状態に陥りやすいことから、今問題視されています。厚生労働省では、高齢者は体重１キロ当たりたんぱく質を１グラムとるのが望ましいとしています。豆腐１００グラムには約５グラム、鶏肉１００グラムには約25グラム、卵には約12グラムのたんぱく質が含まれています。ただし、腎機能が低下している人は、たんぱく質のとり方について主治医に相談してください。

　ビタミンB_{12}については、男女とも1日当たり2・4マイクログラム（１マイクログラムは１０００分の１ミリグラム）の摂取が推奨されています。ちなみに、シジミ１００グラムには68・4マイクログラム、アサリには52・4マイクログラム、イワシには29・３マイクログラムのビタミンB_{12}が含まれており、補給しやすい食品といえるでしょう。

（久野木順一）

積極的にとりたい栄養

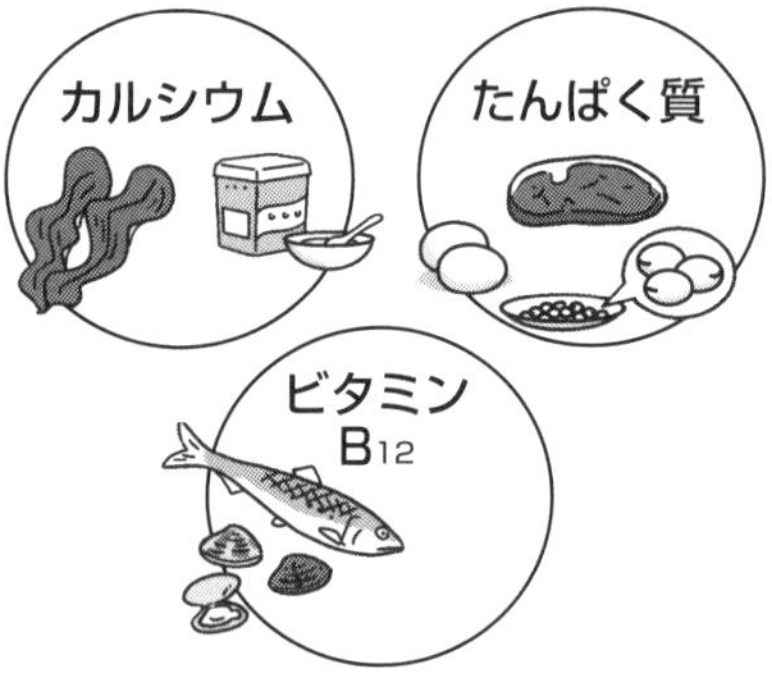

Q130 骨を強くするカルシウムはどんな食品からとるといいですか？

カルシウムは、骨の材料になる栄養としてよく知られています。厚生労働省では1日の推奨摂取量を、成人男性650〜800ミリグラム、成人女性650ミリグラムとしています。しかし、「平成30年 国民健康・栄養調査」によると、平均摂取量は505ミリグラム（男性514ミリグラム、女性497ミリグラム）で、大幅に不足していることがわかります。

カルシウム不足の一因には、カルシウムが腸で吸収されにくいことも影響しているでしょう。食品の栄養素は、食べた量がそのまま体内に吸収されるわけではありません。一部は取り込まれ、それ以外は体外に排出されます。この栄養素が体内に取り込まれる割合を「吸収率」といい、吸収率が高い食品をとることで、栄養素を効率よく取り込むことができます。カルシウムの吸収率は、牛乳をはじめとする乳製品が約50％と最も高く、小魚が30％、豆腐や納豆などの大豆製品、コマツナやチンゲンサイなどの緑黄野菜が18％と続きます。意識してとらないとすぐに不足してしまうので、毎日の食事に積極的に取り入れてください。

（久野木順一）

Q 131 骨を強くするのにカルシウム以外にとるべき栄養はありますか？

カルシウムと併せてとるといいのが、ビタミンDで、小腸でカルシウムが体内に吸収されるのを助け、骨へ沈着しやすくする働きがあります。ビタミンDは、サケ、サンマ、ウナギ、キクラゲ、干しシイタケなどに多く含まれています。

食品でとるだけではなく、ビタミンDは、日光に当たることで体内で合成することができます。国立環境研究所は、紫外線の弱い冬の12月の正午では、那覇で8分、つくばでは22分、札幌では76分の日光浴で、1日の必要量のビタミンDを生成できた、と報告しています。紫外線を浴びすぎるとシミやシワ、皮膚がんの原因となることから、最近は極度に紫外線をさけようとする傾向がありますが、骨の強化には適度な日光浴が必要です。

このほか、ビタミンKには、骨の形成を促す働きがあるとされています。ビタミンKは、納豆やキムチなどの発酵食品、ホウレンソウ、コマツナなどに多く含まれています。これらも意識してとるようにしてください。

（久野木順一）

第12章

手術についての疑問 19

Q132 手術はどんなタイミングで検討すべきですか？

腰痛の治療では多くの場合、保存療法で症状の改善を試みますが、以下のような場合は、手術を検討することになります。

まず、覚えておきたいのは、腰椎椎間板ヘルニアで排尿・排便障害など重度の馬尾神経症状が現れた場合は、できるだけ速やかに手術をすることが望ましいとされていることです（「腰椎椎間板ヘルニア診療ガイドライン」）。坐骨神経痛や腰痛とともに、尿が出せない、排便がしにくいなどの症状が急に現れたら、手術設備が整った病院の脊椎の専門医を直ちに受診すべきでしょう。

また、腰部脊柱管狭窄症や椎間板ヘルニア、腰椎すべり症や腰椎側弯症で脊柱管狭窄症の症状が出ていて、保存療法を3～6ヵ月続けても腰痛や坐骨神経痛、下肢のしびれに改善が見られず症状が悪化していく場合も、手術が検討されます。さらに、脊柱管狭窄症で馬尾神経が障害され排尿・排便障害、下肢のマヒ症状、筋力低下などがある場合、10～20メートルの歩行も困難な間欠性跛行がある場合も、保存療法では改善が難しいので、手術が検討されます。

（渡辺航太）

Q133 手術の前に確認しておくべきポイントは？

患者さんの中には、医師が病状を説明しても、「医学用語はわからないから」と理解しようとしなかったり、すべて医師まかせにしたりする人がいます。医師は、患者さんが自身の病状をよく理解し、治療の必要性を十分に納得したうえで、治療を受けてほしいと考えています。手術であればなおさらです。医師から手術をすすめられたら、上記の8項目をメモなどに書いておき、診察時に確かめておくといいでしょう。

ただし、手術や入院の費用については、医師に聞いてもわからないことが少なくありません。費用については、医事課や会計係にたずねるといいでしょう。入院時に必要となる持ち物や、家族の面会時間などについては、看護師に確認してください。

（渡辺航太）

手術前に確認しておきたい8項目

❶自分の病状（腰椎の状態）
❷手術を受けた場合と受けなかった場合の経過の違い
❸術式と、それを選択した理由
❹その術式による病院や医師の実績
❺手術しても治りきらない症状の有無
❻手術によるリスク（合併症）とその頻度
❼入院から退院までの目安
❽手術の前後の禁止事項

Q 134
腰椎の手術を受けると車イスになると聞いたけど、本当ですか？

脊椎（背骨）の手術というと、「かなり危険な手術」というイメージを持つ人が少なくありません。しかし、手術は、症状が悪化するのを防ぎ、元気に歩いたり動いたりできるように行うものであり、手術を受けたからといって、車イス生活になるようなことは通常はありえません。今の医療技術は、以前に比べて格段に進歩しています。内視鏡や顕微鏡といった患者さんの体への負担の少ない低侵襲の手術が行われ、背骨を固定する器具も進歩し、手術の安全性も向上し入院期間の短縮も図られています。

とはいえ、どんなに熟練した医師であっても、どのような病気の手術でも、リスクを伴うことは否めません。日本脊椎脊髄病学会の報告によると、2011年に行われた脊椎の手術3万1380例のうち、神経合併症（神経障害）を起こしたのは、1・4％でした。神経合併症は、術前にはなかった神経に関する症状のことで、通常は一時的なものですが、永続してしまう場合もあります。こうしたリスクも考慮して、手術を受けるかどうかを主治医と慎重に決めてください。

（渡辺航太）

Q135 入院から手術、退院までのおおよそのスケジュールを教えてください。

入院から退院までの流れは、術式や患者さんの体力、患部の状態にもよります。一つの目安として、私が開発した術式である「棘突起縦割式椎弓切除術」を例に説明しましょう。主に、腰部脊柱管狭窄症の手術で用いられる術式で、背骨の背中側に突き出た棘突起を縦に割って患部に到達し神経の圧迫を取り除くため、筋肉の損傷が少なく、手術後の回復も早く、痛みも早く軽減できるのが特徴です。

この手術法では、手術2日前に入院して、術前検査などを行います。手術当日と翌日はベッドの上で過ごしますが、術後2日めからは歩行が可能になり、歩行器を使って自分で歩いてトイレに行くこともできます。術後6日めくらいにはシャワーも浴びられ、問題がなければ術後9〜10日めに退院となります。

入院期間については医療機関により実にさまざまで、入院期間を1〜3週間程度としているところが多いようです。内視鏡下手術では4日〜1週間程度で退院できる場合もあります。入院期間については、主治医によく確認してください。

（渡辺航太）

Q136 手術時間は何時間くらいかかりますか？

手術時間は、腰痛の原因となっている疾患や手術の術式、患部の状態によって異なります。

例えば、腰部脊柱管狭窄症の手術で行われる「棘突起縦割式椎弓切除術」の場合、1ヵ所の除圧（神経を圧迫している部位を取り除くこと）にかかる時間は約40分です。手術時間が短いと、それだけ筋肉などの患部周辺組織の損傷が抑えられます。

背骨が不安定な状態のときに行われる除圧固定術の場合は、除圧のあとに骨を移植して金属のネジと棒で固定する作業を行うので、1ヵ所につき2時間ほどかかります。

腰椎椎間板ヘルニアの手術では、従来からの方法である「ラブ法（腰椎椎間板切除術）」で行った場合、手術時間は30分程度です。ラブ法は背中を5～6センチ切開して手術をしますが、最近は、顕微鏡や内視鏡などのより低侵襲な手術法も行われており、例えば、モニター画面を見ながら椎間板からはみ出た髄核を摘出する「顕微内視鏡下椎間板切除術（MED）」であれば、切開の大きさは1～2センチ程度。手術時間は、40分～1時間程度になります。

（渡辺航太）

より良い作品づくりのために皆さまのご意見を参考にさせていただいております。
ご協力よろしくお願いします。

A. 本書を最初に何でお知りになりましたか。

1. 新聞・雑誌の紹介記事（新聞・雑誌名　　　　　　）　2. 書店で実物を見て　3. 人にすすめられて
4. インターネットで見て　5. 著者ブログで見て　6. その他（　　　　　　）

B. お買い求めになった動機をお聞かせください。（いくつでも可）

1. 著者の作品が好きだから　2. タイトルが良かったから　3. 表紙が良かったので
4. 内容が面白そうだったから　5. 帯のコメントにひかれて　6. その他（　　　　　　）

C. 本書をお読みになってのご意見・ご感想をお聞かせください。

D. 本書をお読みになって、
良くなかった点、こうしたらもっと良くなるのにという点をお聞かせください。

E. 著者に期待する今後の作品テーマは？

F. ご感想・ご意見を広告やホームページ、
本の宣伝・広告等に使わせていただいてもよろしいですか？

1. 実名で可　2. 匿名で可　3. 不可

ご協力ありがとうございました。

郵便はがき

料金受取人払郵便

芝局承認

6889

差出有効期限
2020年12月
31日まで
(切手は不要です)

105-8790

東京都港区虎ノ門2-2-5
共同通信会館9F
216

株式会社 文響社 行

フリガナ	
お名前	
ご住所 〒 都道府県 区町市郡 建物名・部屋番号など	
電話番号	Eメール
年齢 才	性別 □男 □女
ご職業(ご選択下さい) 1.学生〔小学・中学・高校・大学(院)・専門学校〕 2.会社員・公務員 3.会社役員 4.自営業 5.主婦 6.無職 7.その他( )	
ご購入作品名	

Q137 手術費用の目安はどのくらいですか？

手術した場合の入院費用は、手術の種類によって異なり、患部の状態や術後の経過、病院の差額ベッド代などによっても異なります。そのため一概にいうことはできませんが、あくまで健康保険で3割負担の場合の自己負担額の目安を示しましょう。

腰部脊柱管狭窄症の場合、手術・入院・検査などを含めた費用は、神経の圧迫を除く「除圧術（開窓術）」で、約30万～40万円程度。狭窄部位が複数ある場合は、そのぶん手術費用もかかります。また、背骨をネジなどの器具を使って安定させる固定術は50万～150万円以上とされています。

腰椎椎間板ヘルニアの手術の場合、腰部を切開して骨を削り、ヘルニアを直接目で見ながら切除する「ラブ法（腰椎椎間板切除術）」なら、約30万円程度。筋肉の損傷を最小限に抑える「顕微内視鏡下椎間板切除術（ＭＥＤ）」で約30万～35万円です。

なお、これらの手術は「高額療養費制度」の対象なので、定められた自己負担限度額を超えたぶんは払い戻されます。そのため、実際の自己負担額はさらに低くなります。

（渡辺航太）

Q 138 手術は痛くないですか？

腰椎手術の多くは全身麻酔をして行うので、患者さんは手術中に痛みを感じることはありません。手術が終わって目を覚ましたあとは、ベッドで安静にして過ごし、徐々に日常生活を送れるようになっていきます。

手術後、数日間は、手術した部位が痛むため鎮痛薬を服用します。この手術後の痛みについて、私は、患者さんに術後3日めと7日めにアンケート調査を実施したことがあります。最も痛い状態を100点、全く痛くない状態を0点として自己評価してもらったのです。すると、棘突起縦割式椎弓切除術を受けた人は3日めの痛みが43点でしたが、7日めには16点まで低下していました。

一方で、従来の除圧術を行った人は3日めが44点でしたが、7日めは34点への低下にとどまりました。この調査結果から、術式によって痛みの残り具合は変わってきますが、数日は痛みがあることがわかります。

（渡辺航太）

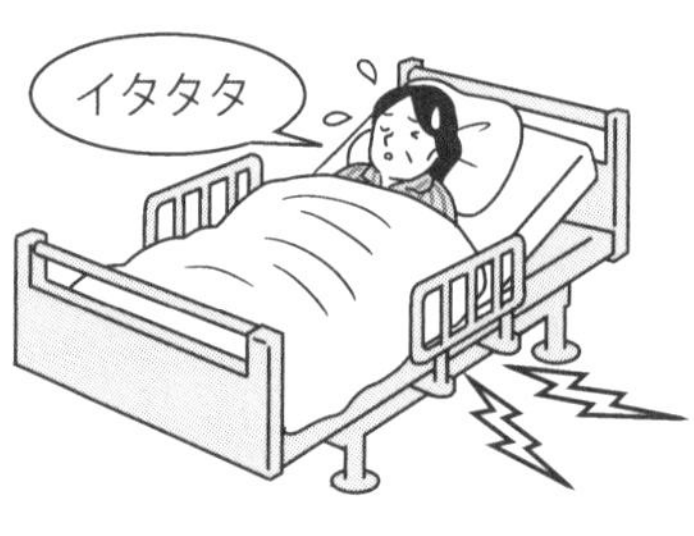

Q 139 椎間板ヘルニアではどのような手術が行われますか？

腰椎（ようつい）椎間板ヘルニアの手術で、従来から行われているのが**「ラブ法（腰椎椎間板切除術）」**です。ラブ法では、全身麻酔をかけ、うつぶせの状態の患者さんの腰部を4～5㌢ほど切開し、腰椎の椎弓（ついきゅう）の一部を削って穴をあけます。医師が目で直接ヘルニアを確認しながら切除できるのが大きなメリットです。

近年は、切開口が小さく体への負担が少ない低侵襲の手術法も増えています。

例えば、**「顕微内視鏡下椎間板切除術（MED）」**は、腰部を2㌢程度切開し、細長い筒を差し込んで、そこから内視鏡や手術器具を挿入して手術を行います。**「経皮的内視鏡下腰椎椎間板ヘルニア摘出術（PEDまたはPELD）」**は、約8㍉と非常に小さな切開で手術が行えるため、短期間の入院で治療ができる手術法です。「レーザー椎間板治療（PLDD）」は、局所麻酔で手術が可能としている医療施設もあるようですが、健康保険が適用されず、すべての椎間板ヘルニアに効果があるわけではないので、よく確認が必要です。

（渡辺航太）

腰椎椎間板ヘルニアの手術の例

■ラブ法（腰椎椎間板切除術）

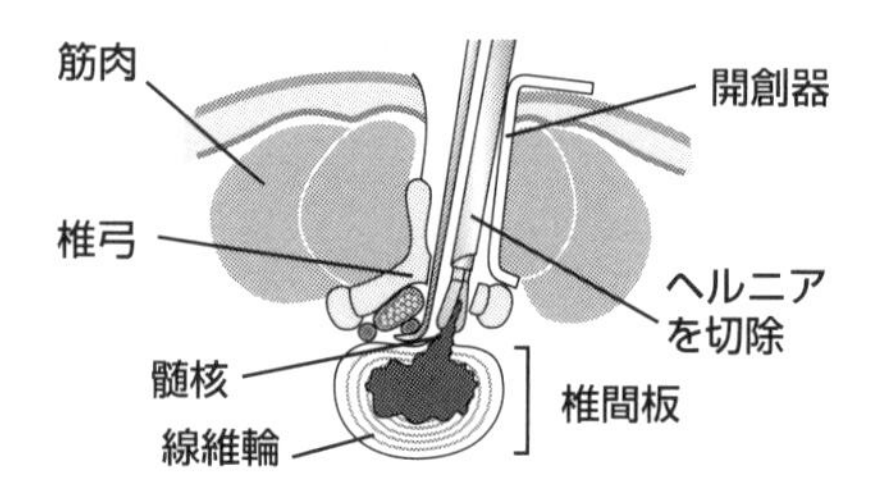

腰部を4～5センチほど切開し、椎弓の一部を切除して穴をあけ、直接目で見ながらヘルニアを切除する。全身麻酔で行う。

■顕微内視鏡下椎間板切除術（MED）

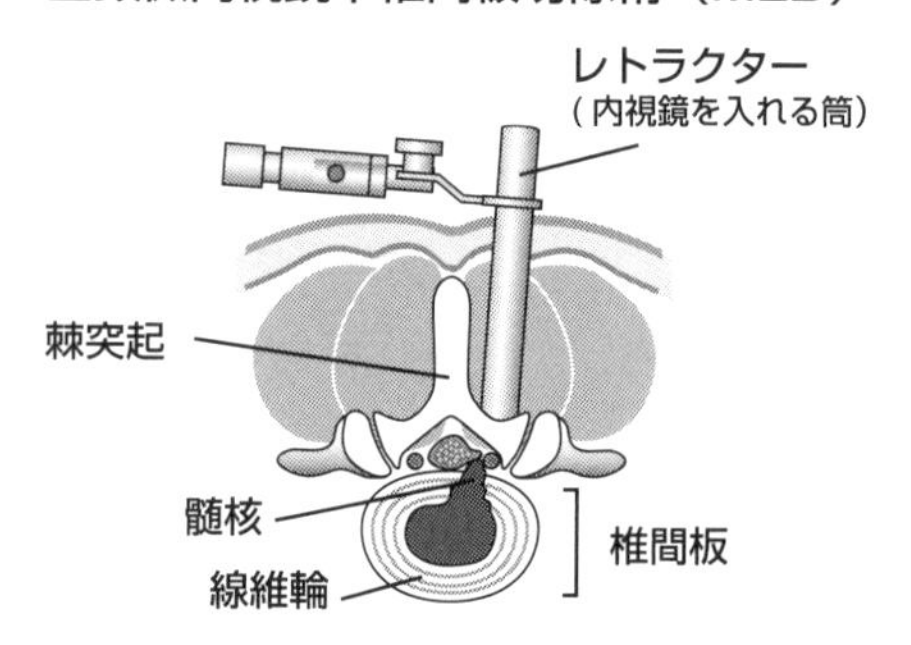

腰部にあけた穴から直径約2センチ弱の管を挿入し、そこから内視鏡を入れる。手術部位を鮮明に映し出したモニターを見ながら、ヘルニアを切除する。全身麻酔で行う。

■経皮的内視鏡下椎間板ヘルニア摘出術（PED または PELD）

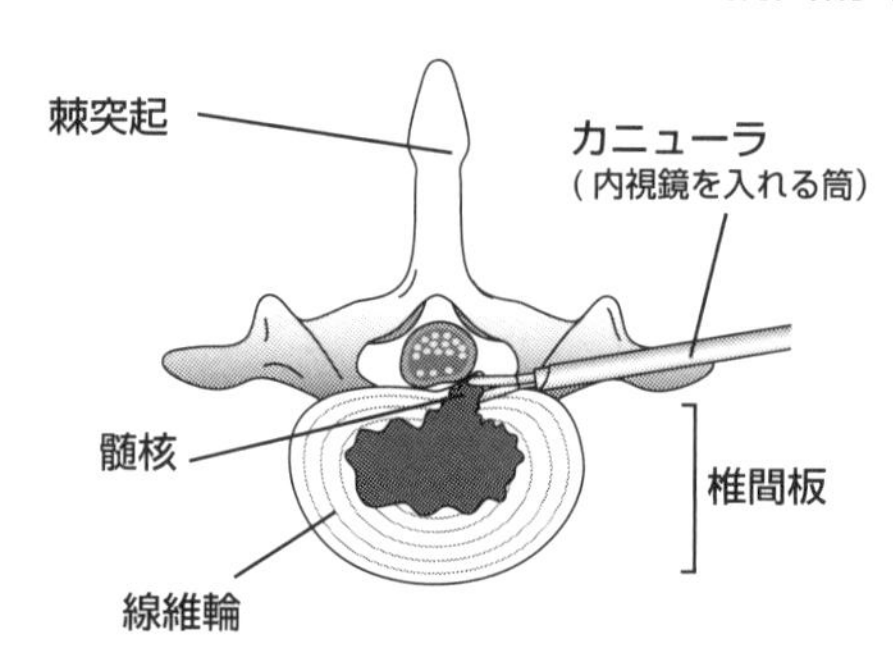

背骨を削らず、椎骨と椎骨の間にある椎間孔を利用して内視鏡を挿入することで、局所麻酔による手術が可能。切開が小さく、傷口が8ミリのため小カットバンのみで止血できる。

Q 140 椎間板ヘルニアの手術は必ず全身麻酔が必要ですか？

医療技術が進歩し、腰椎椎間板ヘルニアの手術は局所麻酔でも行えるようになってきました。それを可能にしたのが、「FED（全内視鏡下椎間板摘出術：旧・経皮的手術PED法）」です。

全身麻酔が必要なMED（顕微内視鏡補助下椎間板摘出術）の場合は、腰部を2センチほど切り背筋の剝離を必要とするため、1週間程度の入院が必要でした。ところが、FED（旧PED法）では、傷口は6〜8ミリ、入院は1〜2泊ですみます。

FED（旧PED法）であれば、手術の1〜2時間後には歩くことができ、デスクワークなら1週間以内に復帰可能です。患者さんの負担は格段に軽くメリットも多いでしょう。しかし、それだけにFEDは高等な技術を要します。FEDでの手術を希望する場合は、FEDの技術認定医に診てもらうのがいいでしょう。（西良浩一）

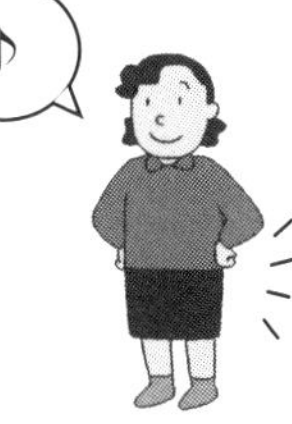

Q141 脊柱管狭窄症ではどのような手術が行われますか？

腰部脊柱管狭窄症の手術では、神経を圧迫している骨や靱帯を削り取る「除圧手術」が行われます。昭和時代は、後方から完全に椎弓を切除する「椎弓切除術」が多かったのですが、背骨の安定性が損なわれるため、平成以降は棘突起などを温存し窓をあけるように椎弓を部分的に切除する「開窓術」が主流になっています。背筋に低侵襲に行うために、顕微鏡（マイクロ）や顕微内視鏡（マイクロ・エンドスコープMED）が応用されています。

顕微内視鏡を応用する除圧をMELと呼びます。全身麻酔で背中を16ミリほど切開して、直径16ミリの円筒レトラクターと呼ばれる管に顕微内視鏡を入れ、拡大画像を見ながら、神経を圧迫している椎弓をドリルで少しずつ削り、黄色靱帯もいっしょに切除します。手術の翌日から立ち上がったり歩いたりすることも可能です。入院は1週間が目安で、デスクワークなら2～3週間をめどに職場復帰できるでしょう。

さらに、最近は、背中の切開が8ミリほどですみ、体の負担が極めて少ない「PEL

開窓術とは

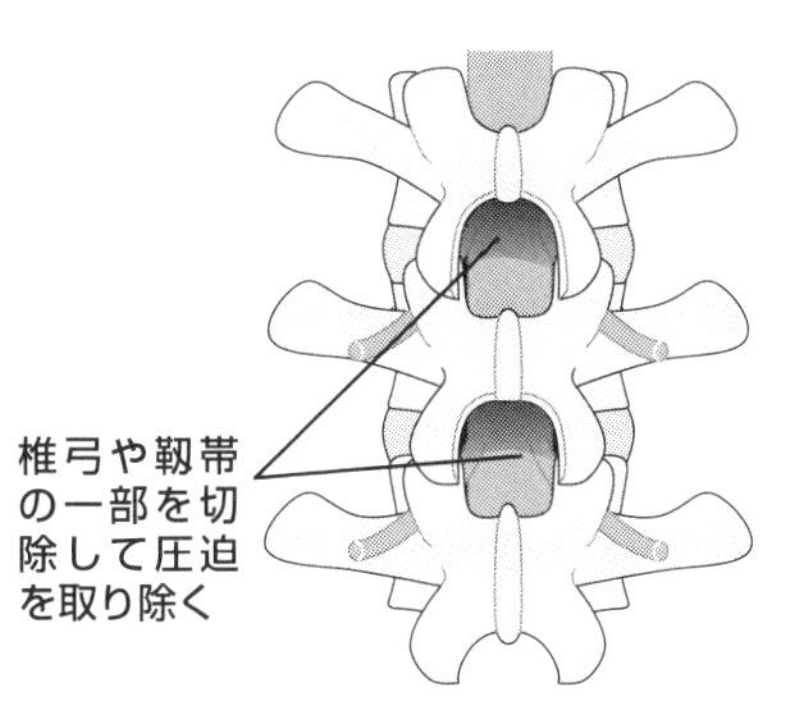

脊柱管狭窄症の手術の中で最も一般的な手術法。「開窓術」「椎弓形成術」ともいう。

狭窄の原因となっている腰椎の椎弓のうち、神経を圧迫している骨と黄色靱帯を部分的に切除し、できるだけ椎弓を温存する方法。

（経皮的内視鏡下脊柱管拡大術）」という方法も始まりました。MELよりさらに細い内視鏡で行われます。非常に繊細な方法で国内で行っている施設は限られています。

なお、背骨のズレや不安定性が大きい場合は、除圧を行ったあとにネジで腰椎を固定する「腰椎固定術」が行われることもあります。

脊柱管狭窄症の手術は、近年安全性が高まっています。専門医によれば手術によって重大な神経障害を起こすことも少なくなっています。術後の経過もよく、足腰の痛みや間欠性跛行（こま切れにしか歩けなくなる症状）といった症状は多くのケースで軽快が期待できます。ただし、感覚障害は改善しにくいため、しびれは残りやすいです。特に足底のしびれは残ることが多いです。

（西良浩一）

Q 142

高齢の私でも受けられる脊柱管狭窄症の手術はありますか？

全身麻酔があたりまえだった腰部脊柱管狭窄症の手術が、最近は局所麻酔で行えるようになってきました。私が開発した「FEVF（全内視鏡下腹側椎間関節切除術）」という新術式がそれです。ＦＥＶＦでは、背骨より外側のわき腹に近い後側方部分の皮膚を切開し、直径８ミリの全内視鏡を斜め後方から患部に差し込んで、神経を圧迫している骨や靱帯を削り取っていきます。現在主流の顕微内視鏡手術「ＭＥＬ（内視鏡下椎弓切除術）」は後方から進入して神経自体を触るので全身麻酔が必要です。一方、ＦＥＶＦでは、後側方から進入し、神経を直接触ることなく除圧手術が可能なため、局所麻酔で手術可能です。また、内視鏡やドリルに小型の器具が使えるので、手術に伴う傷が小さく、背筋の損傷も極めて軽度であることも、局所麻酔での手術が可能となった原因です。以前は、高齢や持病を理由に全身麻酔の手術を受けられなかった人にも、ＦＥＶＦなら手術を適応でき、体への負担も少なくてすみます。

ただ、手術の難易度は最高レベルで、局所麻酔下で内視鏡手術ＦＥＶＦができる医

従来の内視鏡手術との違い

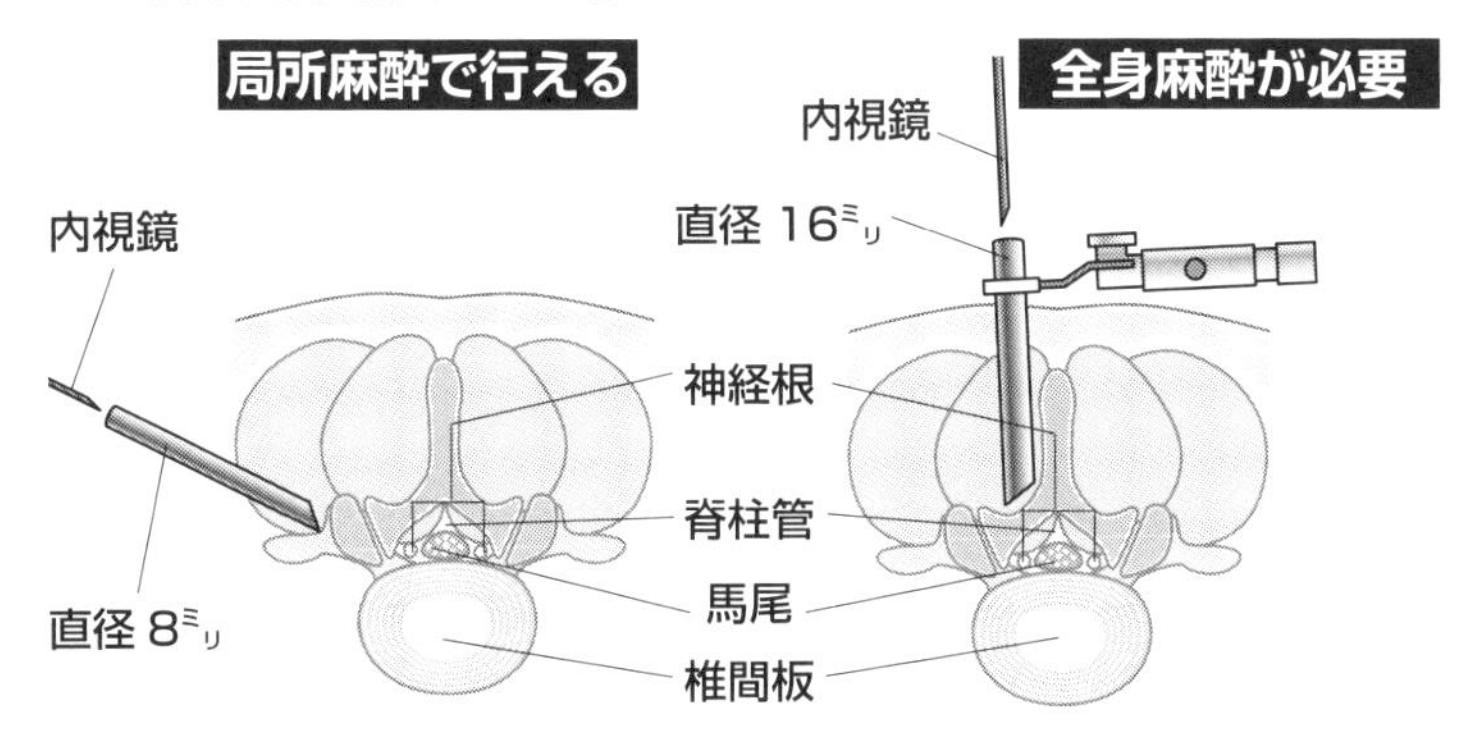

師は、現在、日本国内に数名ほどしかおりません。徳島大学では目下、ＦＥＶＦの普及を進めるために脊椎(せきつい)専門医を対象とした研修を行っており、20大学以上が参加しているので、あと数年たてば実施できる医師が増えてくるでしょう。（西良浩一）

新内視鏡手術「FEVF」の特徴

メリット

- 高齢者など全身麻酔が不適応の人も手術可能
- 全身麻酔による術後合併症の危険が大幅に低減
- 傷口が小さいので、手術当日より歩ける
- 手術中に患者さんの意識があるため、神経を傷つけてしまう危険が少ない
- 手術中に呼吸を補助する気管内挿管が不要
- 入院期間が短い（近隣の人は翌日退院可、遠方の人は４～５日で退院可）

デメリット

- 小さな視野で除圧するため高度な技術が必要
- 熟練したごく一部の医師でないと行えない
- 手術の適応が限られる（狭窄が神経の周囲に限局している場合に限る、神経根型は手術可能だが馬尾型は不可）
- １回に手術できるのは１椎間のみ

Q 143 腰椎すべり症ではどのような手術が行われますか？

腰椎すべり症では、椎骨がずれることによって脊柱管が狭くなり神経が圧迫されるため、腰痛や坐骨神経痛、下肢のしびれ、間欠性跛行（こま切れにしか歩けなくなる症状）が現れます。そのため、腰椎すべり症の手術は、脊柱管狭窄症と同様、神経の圧迫を取り除く除圧術が主に行われます（Q141参照）。

しかし、腰椎すべり症は、背骨が不安定であることが多く、神経の圧迫を取り除く手術だけでは改善が見込めないケースが少なくありません。そこで、神経の圧迫を取り除いた（除圧）あと、すべりを起こした背骨部分をチタン製のスクリュー（ネジ）などの器具で固定する「腰椎後方椎体間固定術（PLIF）」を行います。

このほか、小さな切開部にレントゲン透視で特殊な開傷器（傷を開いて固定する装置）を入れ、スクリューなどの器具で椎骨を固定する「MIS-TLIF（低侵襲腰椎固定術）」、わき腹を小さく切開して手術器具を入れ、腰椎を固定する「LIF（側方経路腰椎椎体間固定術）」などがあります。

手術後は固定した部分が安定するまで時間を要するので、コルセットなどで保護するのが一般的です。

（渡辺航太）

腰椎すべり症の主な手術法

除圧術

●部分椎弓切除術
神経を圧迫している骨の一部を切り取る。

●椎弓形成術
骨の内側を削って脊柱管を広げる。

すべりの程度が強く背骨が不安定な場合

固定術

● PLIF（腰椎後方椎体間固定術）

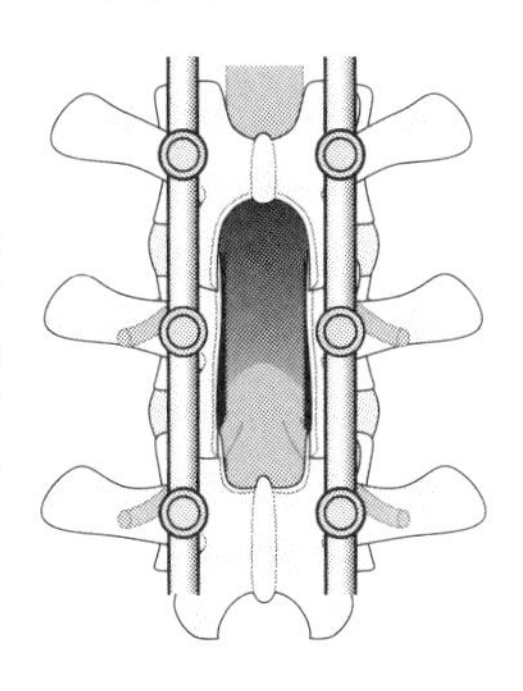

椎弓を切除して圧迫を取り除いたうえで、チタン製のスクリューを埋め込み、椎体と椎体をロッド（柱をつなぐ梁のようなもの）で連結する。

● MIS-TLIF（低侵襲腰椎固定術）

レントゲン透視によって小さな切開部に特殊な開傷器（傷を開いて固定する装置）を入れ、スクリューなどの器具で腰椎を固定する。

● LIF（側方経路腰椎椎体間固定術）

わき腹を小さく切開して手術器具を入れ、腰椎を固定する。

Q144 圧迫骨折で手術をすすめられました。どんな方法ですか？

腰椎圧迫骨折の治療では、まずは保存療法が行われます。コルセットなどで腰椎を固定し、痛みを消炎鎮痛薬で抑え、骨を強化する食事を心がけ、背骨を支える筋肉を鍛える運動療法などを行って、症状の改善をめざします。しかし、痛みがいつまでも治まらなかったり、圧迫骨折のために背中が丸まった姿勢になり日常生活にも支障をきたしたりする場合には、患者さんに手術をすすめることがあります。

圧迫骨折の手術には、背中を切開して骨折した骨を固定する方法と、骨折した部分に骨セメントなどを充塡し、背骨を安定させて痛みを軽減する「経皮的椎体形成術」があります。

経皮的椎体形成術は大きく2種類に分けられます。一つは、レントゲンやCT（コンピュータ断層撮影）などで骨折部位を確認しながら、つぶれた椎体内に直接骨セメントを注入する方法（PVP・骨セメント療法とも呼ばれる）。もう一つが骨折した椎体を風船でふくらませてからそのスペースに骨セメントを注入する方法（BKP）で

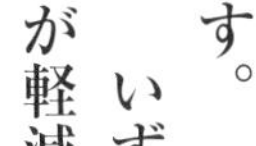

す。

いずれの手術法も、注入した骨セメントは手術中に固まるため、手術直後から痛みが軽減し、1~3日程度で歩くことができるようになり、入院期間はおおよそ1週間程度とされています。

（渡辺航太）

経皮的椎体形成術（BKP）

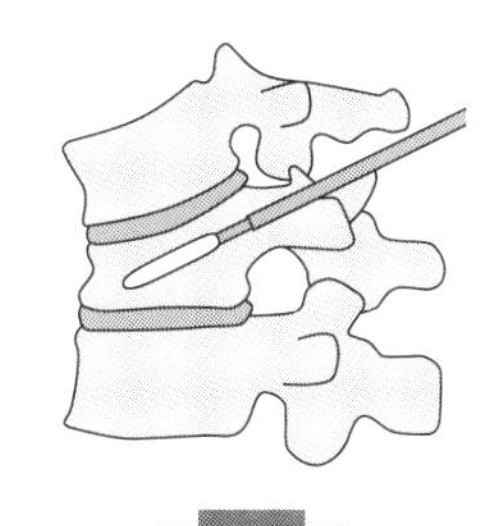

①骨折した椎体に小さなバルーン（風船）のついた手術器具を入れる。

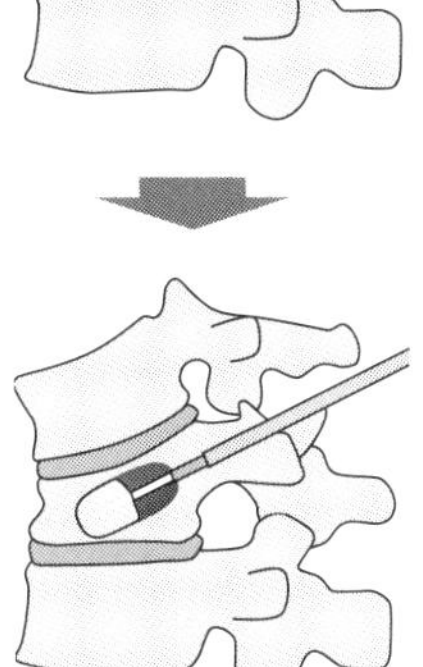

②バルーンを少しずつふくらませてつぶれた骨を持ち上げ、できるだけ骨折前の形に近づける。

③風船を抜くと空間ができるため、その穴に骨セメントを充塡する。

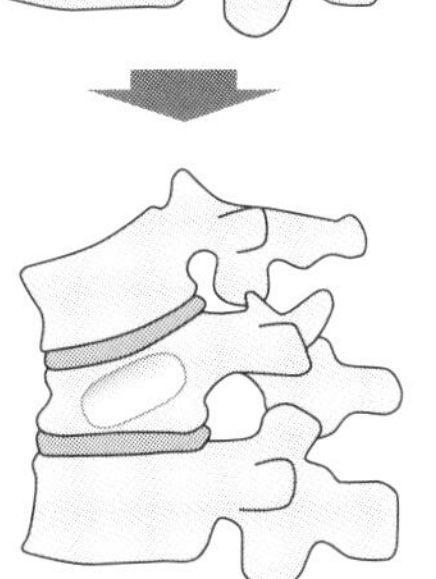

④手術時間は1ヵ所30分～1時間程度。手術中に骨セメントが固まるため、手術直後から痛みが軽減し、1～3日程度で歩行も可能。

Q145 椎間板性腰痛や腰椎分離症、腰椎終板炎、椎間関節炎では手術はしませんか？

これらの腰痛は、基本的には運動療法で完治しますが、ときに手術が必要になることがあります。

椎間板性腰痛で椎間板の傷みや変性がひどい場合に、局所麻酔の全内視鏡手術で炎症部位を焼く「サーマル・アニュロプラスティ」を行うことがあります。**腰椎分離症**で成人になっても痛む場合は分離部を修復する手術を、神経症状が出ている場合は神経の圧迫を除く除圧術を行う場合がときどきあります。また、すべり症を併発した場合、脊柱管狭窄症を伴いやすく、固定術が選択されるときもあります。

腰椎終板炎では、傷んだ椎間板に削った骨をつめて椎体どうしをネジで固定する「腰椎固定術」を行うこともありますが、あくまで最終手段です。

椎間関節炎では、手術をするケースはほとんどありませんが、保存療法抵抗性の場合、固定術が最終手段です。

（西良浩一）

Ｑ７で７つあげた腰痛の原因のうち、腰椎椎間板ヘルニア、腰部脊柱管狭窄症では手術にいたることが多く、腰椎圧迫骨折でも手術にいたることがある。ここにあげた４つの病態では、腰椎分離症の手術は多いが、残り３つの病態では手術適応は少ない。

腰痛全般
椎間板ヘルニア
ギックリ腰
椎間板性腰痛
脊柱管狭窄症
椎間関節炎
圧迫骨折
分離症
すべり症
側弯症
その他

Q146 手術後、歩行や職場復帰はどのくらいでできますか？

患者さんの年齢や体力、病状や術式、医療機関の状況によって大きく変わりますが、目安としては概ね以下のように考えておけばいいでしょう。

●全身麻酔の顕微内視鏡手術（MED、MEL）の場合　手術翌日には歩行可能。入院は1週間程度、退院後に入浴が可能、デスクワークなど軽作業なら2～3週間、重労働なら2ヵ月後から復帰可能、ゴルフなどの運動は3ヵ月後から可能。

●全身麻酔の腰椎（ようつい）固定術の場合　手術翌日には歩行が可能。入院は3週間程度。デスクワークなど軽作業なら6週間で、重労働なら3ヵ月～6ヵ月後から復帰が可能。ゴルフなどの運動は骨癒合（こつゆごう）が得られてからが望ましいので6ヵ月～12ヵ月後から可能。

●局所麻酔・全内視鏡手術の場合　手術の2時間後には歩行が可能、当日から食事開始・リハビリ開始、入院は1～2泊程度、退院後に入浴が可能、デスクワークなど軽作業なら1週間で復帰可能。重労働やスポーツは再発が心配されるので、2ヵ月後ほどからの復帰が望ましいです。

（西良浩一）

Q147 手術後、こんな症状が出たら注意というものはありますか？

脊椎手術の合併症でまず注意しなければならないのは、手術時の神経損傷による下肢のマヒや知覚鈍麻（感覚が鈍くなること）、排尿・排便障害です。手術の精度が高まり、今では合併症が起こる確率は極めて低くなりましたが、万が一に備えてこうした症状の出現には十分に注意する必要があるでしょう。

次に注意すべきなのが、

①手術の傷から感染が起こってしまう術後感染症

②神経のまわりに血腫ができてしまう術後硬膜外血腫

③神経を包んでいる膜（硬膜）の損傷による脊髄液の漏出とそれに伴う髄膜炎

です。術後感染症は、術後、熱がなかなか下がらない場合、創部周囲が赤く腫れている場合に疑われます。術後硬膜外血腫は、手術後、下肢痛やマヒが徐々に進行すれば疑われます。脊髄液の漏出や髄膜炎では、起き上がるときに頭痛が強まる起立性頭痛、それに伴うめまい・吐きけ・全身倦怠が現れます。

（西良浩一）

Q148 再手術の恐れはどのくらいありますか？

腰椎椎間板ヘルニアも腰部脊柱管狭窄症も、術後に再発する恐れは少なからずあります。

特に椎間板ヘルニアは再手術の確率が高く、再手術率は5年後で4～15％。同じ椎間でのヘルニアの再発率は1年で約1％、5年で約5％とされています（「腰椎椎間板ヘルニア診療ガイドライン」より）。これは、ヘルニアを手術で除いても椎間板の線維輪が完全に修復されるわけではないためと考えられます。

一方、脊柱管狭窄症は再発の恐れは低く、術後4～5年の経過では患者さんの70～80％で良好で、それ以上長期になると低下する場合もあり（「腰部脊柱管狭窄症診療ガイドライン2011」より）、再手術が必要になることもあります。

ヘルニアや狭窄、再手術を防ぐためには、やはり、**ふだんの生活で腰椎に過度の負担をかけないことが重要になります。**また、術後の運動療法も再発予防には大変重要です。

（西良浩一）

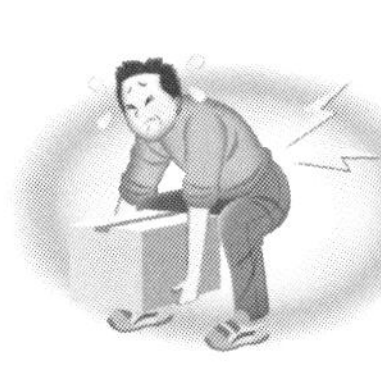

Q149 手術しても足のしびれが消えないのはなぜですか？

腰椎（ようつい）の手術を受けたのに足のしびれが消えないという例はしばしばあります。

その理由はいくつか考えられますが、まず多いのは、手術前から神経の障害がかなり進んでいて、**手術によって神経の除圧に成功しても、神経の回復が滞っている場合**です。一般に、手術後、腰痛・坐骨（ざこつ）神経痛・間欠性跛行（はこう）（こま切れにしか歩けなくなる症状）は速やかに改善することが多いのですが、下肢（かし）のしびれは改善までに時間のかかることが少なくありません。次に考えられるのは、**手術した部位と違う部位の障害が原因で、しびれが生じている場合**です。腰痛は複合的な要因で生じることも多いので、残存したしびれや痛みの原因を特定して対処する必要があるでしょう。特に高齢者の場合は、**閉塞（へいそく）性動脈硬化症**といって下肢の血管の動脈硬化が原因で起こることもあるので、そうした病気が潜んでいないかを循環器内科で調べる必要があります。

また、日本人に多いのが、**下位（かい）胸椎（きょうつい）の黄色靭帯骨化症（じんたいこつかしょう）の合併**です。腰椎の手術後も症状が残る場合、胸椎の障害を疑うことも重要です。

（西良浩一）

Q150 手術後のリハビリは必要ですか？

手術後は、入院生活の影響もあって、足腰の筋肉はもちろん、腹筋や背筋などの体幹の筋肉も衰えてしまいます。特に高齢者は1日寝ているだけでも筋力の低下が著しいので、ADL（日常生活動作）を維持するためにも足腰の筋肉や体幹筋を強化する運動（リハビリ）を積極的に行う必要があるでしょう。

手術を受けて腰痛がよくなったからといって、以前と同じような生活（姿勢や動作）に戻ってしまえば、再び腰への負担が大きくなり、腰痛の再発や悪化を招くことになります。運動療法の専門家である医師・理学療法士の指導を受けて、腰に負担の少ない体の使い方や姿勢・動作を学ぶことが重要でしょう。

Q102でも述べましたが、胸郭やハムストリングス、クアド（大腿四頭筋）のストレッチは積極的に行いましょう。また、手術部に負担がかかりにくいような体幹（腹筋・背筋）トレーニングも行います。どの運動が効果的かは、手術方法にもよるので、医師の判断を仰いでください。特に腰椎をネジで留める固定術を受けた人は、Q93のキャットバックのような運動は難しいかもしれません。

運動療法をやめてしまうと体幹の筋肉が衰えて体の柔軟性も低下するため、腰椎の負担が大きくなり、ほかの腰の病気を招く危険が高まります。運動療法についてはQ86、Q89～93で紹介したので、ぜひ参考にしてください。

（西良浩一）

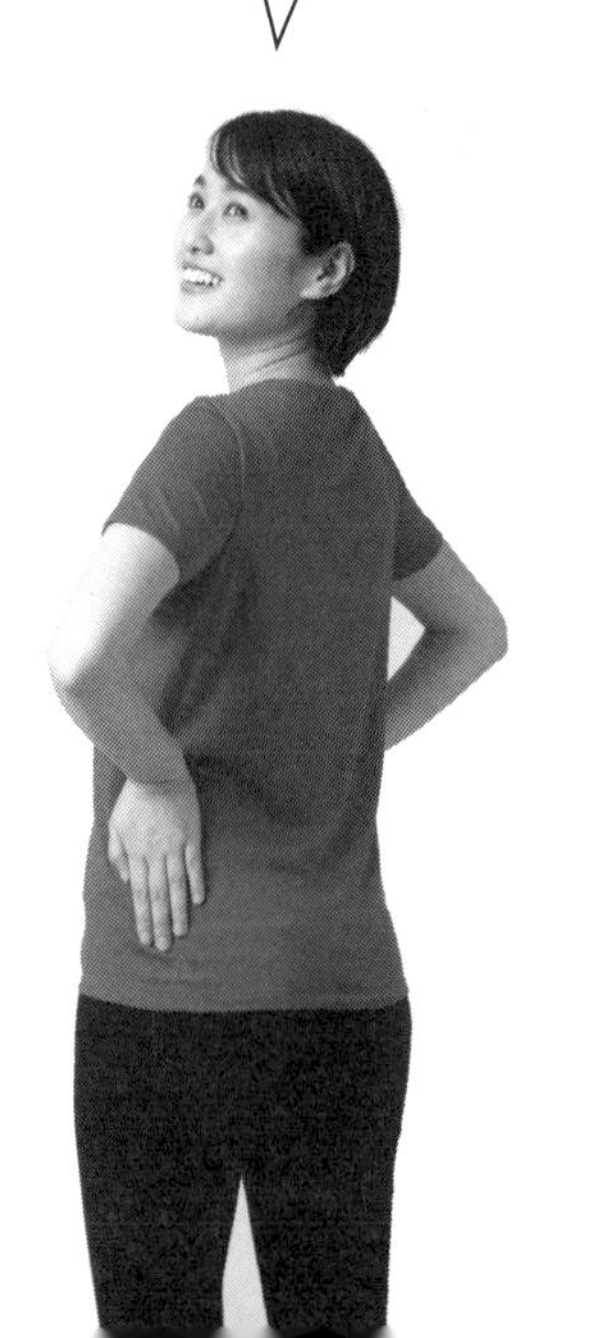

腰の激痛

椎間板ヘルニア・ギックリ腰
すべり症・分離症・圧迫骨折
腰と脊椎の名医が教える
最高の治し方大全

2020年7月21日　第1刷発行

編集人　飯塚晃敏
シリーズ統括　石井弘行　飯塚晃敏
編集　わかさ出版
編集協力　香川みゆき（フィジオ）　滝口雅志
装丁　下村成子（ヴィンセント）
撮影　高橋昌也（fort）
モデル　三橋愛永
イラスト　デザイン春秋会　前田達彦
発行人　山本周嗣
発行所　株式会社文響社
〒105-0001　東京都港区虎ノ門2丁目2－5
ホームページ　https://bunkyosha.com
お問い合わせ　info@bunkyosha.com
印刷・製本　中央精版印刷株式会社

ISBN 978-4-86651-274-7